创伤疗愈

早期创伤是如何影响了我们

〔美〕 劳伦斯·海勒　艾琳·拉皮埃尔　著
Laurence Heller　　Aline LaPierre

王昊飞 钱丽菊 等译

H E A L I N G

D E V E L O P M E N T A L

T R A U M A

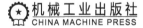

机械工业出版社
CHINA MACHINE PRESS

图书在版编目（CIP）数据

创伤疗愈：早期创伤是如何影响了我们 /（美）劳伦斯·海勒（Laurence Heller），
（美）艾琳·拉皮埃尔（Aline LaPierre）著；王昊飞等译 . —北京：机械工业出版社，
2019.4（2024.10 重印）
（心理创伤疗愈经典畅销丛书）
书名原文：Healing Developmental Trauma: How Early Trauma Affects Self-Regulation, Self-Image, and the Capacity for Relationship

ISBN 978-7-111-62227-7

I. 创… II. ①劳… ②艾… ③王… III. 精神疗法 IV. R749.055

中国版本图书馆 CIP 数据核字（2019）第 047414 号

北京市版权局著作权合同登记　图字：01-2018-8103 号。

创伤疗愈：早期创伤是如何影响了我们

出版发行：机械工业出版社（北京市西城区百万庄大街 22 号　邮政编码：100037）
责任编辑：姜　帆　　　　　　　　　　　责任校对：殷　虹
印　　刷：北京建宏印刷有限公司　　　　版　　次：2024 年 10 月第 1 版第 6 次印刷
开　　本：170mm×242mm　1/16　　　　印　　张：17.5
书　　号：ISBN 978-7-111-62227-7　　　定　　价：69.00 元

客服电话：（010）88361066　88379833　68326294

致谢

劳伦斯

人们常说，"凡事做三次总会交好运"，对这本书来说恰恰如此。虽然本书的写作已经花费了7年，但直到过去的3年，艾琳·拉皮埃尔（Aline LaPierre）博士和我一起参与了这个项目，才最终完成本书。我第一次自己尝试写这本书时就陷入了困境。我再一次尝试与一名专业作家共同写作时，还是没有完成。最终，艾琳加入了本书的写作，这本书才得以完成，艾琳作为一名经验丰富的心身治疗师，她能够理解我一直试图想要表达的信息。艾琳的临床经验和结构化的方法，赋予了她独特的能力，使她得以和我一起构思NARM（神经情感关系模型），同时将这些很复杂的概念落在纸上。本书是共同合作的结晶，家里、飞机、火车、旅馆和轮船等，以及至少10个国家都是这本书被共同撰写的地方。我将永远感激艾琳对这个项目的奉献。

感谢我来自全世界的学生，他们见证了不断发展的NARM系统的价值，并帮助我调整对这个系统的理解和教授的能力。

感谢彼得·莱文（Peter Levine）开创性的工作，他澄清了神经系统在创伤治疗中的核心作用，并致力于将创伤治疗带给越来越多的临床患者。

我真心感谢我亲爱的朋友吉姆·乔内尔（Jim Jonell），我们在一起花费了数百个小时，对身体在心理治疗中的作用形成了详细的理解。

感谢我的儿子凯文·乔恩·海勒（Kevin Jon Heller），早早地帮助我们找到了写作本书的灵感。

艾琳

和拉里[⊖]一起写这本书是一次美妙的共同创作之旅。在旅程中，我越来越尊重和钦佩他渊博的知识、丰富的临床经验，以及他那艺术般的对人性精准的理解。

我感谢许多具有开创性精神的女性，特别是艾米丽·康拉德（Emily Conrad）和邦妮·班布里奇·科恩（Bonnie Bainbridge Cohen）所做的工作。她们对进化原理和生命基本运动的探索使我开始认识身体的奥秘，并启发我成为一名心理治疗师。

我也要感谢我的来访者，他们的反馈和赞赏持续地强调了神经情感连接在治疗发展性创伤中的价值。

感谢维克多·奥萨卡（Victor Osaka）为本书配图方面所做的工作，为我们的项目提供了宝贵的技术支持，感谢玛格丽特·O.瑞安（Margaret O. Ryan）将30年来编辑心理学书籍的经验和智慧赋予本书，确保了我们所想传达的内容的真实和准确。

感谢北大西洋图书（North Atlantic Books）热情地接受了我们的工作成果，感谢艾米莉·博伊德（Emily Boyd）在本书制作过程中给予的专业指导。

⊖ 拉里（Larry）是作者名字劳伦斯（Laurence）的简称。——译者注

目录

[一] 请参阅网站：course.cmpreading.com。

图目录

表目录

神经情感关系模型简介

自由的代价是永恒的专注。

　　这是一本关于修复连接的书。与他人连接的体验满足了我们想要充满活力的渴望。自我和他人连接能力的受损，以及随之而来的活力减弱，是隐藏在许多心理和生理问题背后的维度。不幸的是，我们常常没有意识到，这种潜在的阻碍使我们无法体验到渴望的连接和活力。这些阻碍是在发展性创伤（developmental trauma）和休克性创伤（shock trauma）的反应中形成的，并与神经系统失调、依恋中断以及认同扭曲相关。神经情感关系模型（Neuro Affective Relational Model，NARM）的目标是处理这些失调、中断和扭曲，同时不断地支持建立健康的连接和保持活力的发展。本书主要讨论关于连接能力的冲突，并探讨了在治疗发展性创伤的过程中如何更深层地支持连接和进行活力的修复。

　　虽然最初的目的是为临床医生写一本书，但是很快我们就明白 NARM 对人类关于连接的矛盾心理的深刻意义，可能对每个在自我发现的道路上寻找自我意识、成长和疗愈方法的人都有帮助。本书对于那些希望丰富自己临床实践的医生是有帮助的，同时也可以单独作为一本指南，给那些想进一步发展连接功能和幸福体验的人。

许多心理治疗系统都是以疾病医学模型为基础的，因此它们关注的是精神病理学。通常，心理治疗研究一个人的过去，并试图找出心理问题背后功能失调的认知和情感模式。然而，随着有关大脑和神经系统如何发挥作用的新信息的涌现，传统的心理治疗方法则受到了质疑，对新的临床方法的需要也愈加明显。如果我们知道一个人的生活出了什么问题，我们也就知道如何帮助这个人解决他的困难，现在看来这是一个错误的假设。例如，现在我们知道，当我们专注于某种功能障碍时，就有强化这种功能障碍的风险；如果我们专注于缺陷和痛苦，很可能会更明显地感到这种缺陷和痛苦。同样，当我们首先关注一个人的过去时，我们会建立反思过去的能力，有时会导致个人史似乎显得比现在的经历更重要。

治疗发展性创伤引入了神经情感关系模型，一种基于躯体的心理治疗方法，它关注提高个体的连接功能和生命力，是人类成长及疗愈的模式，然而这种模式并没有忽视个体的过去，而是更强调一个人的优点、能力、资源和复原力。NARM 研究个人史，并认为在早年生活中所习得的应对模式影响了当下个体的连接功能和生命力。NARM 帮助我们建立和发展当前我们与自己身体和情感的连接能力，以及我们的人际交往能力。我们将会看到这些能力是紧密相连的。

五种生物学基础上的核心需要

NARM 认为存在五种生物学基础上的核心需要，包括连接、协调、信任、自主及爱 – 性的需要，它们对我们生理和情感的健康是至关重要的。当生物学基础上的核心需要没有得到满足时，可预测的心理和生理症状就会出现：自我调节、自我意识和自尊都会受到损害。如果我们的核心需要在早年时得到了一定程度的满足，成年后就能形成认识和满足核心需要的能力（见表 I-1）。协调这五种基本需要和能力意味着我们能与我们最深处的资源和活力建立连接。

表 I-1　NARM 的五种核心需要及其相关的核心能力

核心需要	保持健康必需的核心能力
连接	与我们的身体和情感保持连接的能力 与他人连接的能力
协调	协调我们的需要和情感的能力 认识、寻求、吸收我们的躯体和情感方面的营养的能力
信任	健康依赖和相互依赖的能力
自主	设置适当边界的能力 拒绝和设置界限的能力 说出自己的想法而不感到内疚或恐惧的能力
爱－性	以开放的心态生活、对爱开放的能力 将爱的关系与性行为相融合的能力

虽然人类似乎遭受了无穷无尽的情感问题和挑战，但其中大部分都可以追溯到早年的发展性和休克性创伤，这些创伤会损害五个核心需要中的一个或多个需要的发展。例如，当儿童没有得到他们需要的连接时，他们在成长过程中就会既寻求又害怕连接。当孩子们的需要得不到满足时，他们就不能认识他们需要什么，不能表达他们的需要，而且常常觉得他们的需要不值得被满足。

在某种程度上，当满足我们自身核心需要的内在能力得到发展时，我们就是在自我调节、形成内部组织、发展、连接和体验到生命力，这些都是生理和心理健康的要素。支持核心能力的健康发展是 NARM 方法的核心。

五种适应性生存方式

五种适应性生存方式的建立依赖于五种生物学基础上的核心需要在早年生活中被满足或未被满足的程度。这些适应性策略或生存方式是当儿童的核心需要未被满足时，儿童应对所体验的连接中断、失调、无序和孤立的方法。每一种适应性生存方式都以其核心需要以及核心能力的缺失或受损来命名：连接生存方式、协调生存方式、信任生存方式、自主生存方式、爱－性生存方式（见表 I-2）。

表 I-2　五种适应性生存方式及其核心困难

适应性生存方式	核心困难
连接生存方式	与自身身体和情感的分离 与他人相处的困难
协调生存方式	很难知道我们需要什么 感觉我们的需要不值得被满足
信任生存方式	感觉我们除了自己不能依赖任何人 感觉我们总是要能掌控环境
自主生存方式	感觉到负担和压力 难以设置界限和直接拒绝
爱－性生存方式	难以融合爱与性 基于外貌和行为的自尊

作为成年人，五种适应性生存方式越多地支配我们的生活，我们就越与我们的身体失去连接，我们的认同感就越扭曲，就越不能调节自己。虽然我们能部分地感受到生存方式及其生理模式的限制，但是我们害怕超越它。当我们认同了一种生存方式时，往往会停留在习得的限制和相应的自我强加的局限中，丧失了我们连接的能力和活力。

包括临床医生在内的我们所有人，常常因面对人们的各种各样广泛和复杂的心理和生理问题而不知所措。对适应性生存方式的理解提供了五种基本组织原则，为治疗和个人发展提供了明确的重点。NARM 与每种核心能力相互作用，支持个人的成长过程（见表 I-3）。

表 I-3　核心能力的发展以及适应性生存方式的形成

核心能力的发展
核心需要 → 协调的养育者 → 连接、活力和创造性的核心能力
适应性生存方式的形成
核心需要 → 失败的养育者 → 连接中断 → 核心能力受损 → 适应性生存方式

本书第一部分介绍了五种适应性生存方式。第二部分对最早期的生存

方式进行了深入探讨（在 NARM 中现在称之为连接生存方式），这些生存方式是对早年休克性、发展性／关系性创伤的适应性发展。从心理生物学的角度来看，发展的第一个阶段值得深入研究，我们还没有清楚地理解这个阶段中存在的诸多困难，但这些困难对我们的生命力、神经系统的复原力、自我感的形成和处理各种关系的能力都有根本性的影响。

NARM 的核心原则

神经情感关系模型关注生物学和心理发展的相互关系。

NARM 模型：

- 阐明了连接困难对个体的影响，包括个体的生理、心理和关系的所有层面的体验；
- 利用躯体正念和个人的力量，提高自我调节能力，以帮助个体摆脱对适应性生存方式固着认同的限制。

自我和情感调节

近年来，自我调节的重要性在神经科学领域得到了广泛的研究，并且已成为心理学理论的重要组成部分。现在我们认为，早年关系性和休克性创伤所带来的最为明显的后果是情感和自主性自我调节能力的缺乏。休克性和发展性创伤破坏了我们调节情感的能力，并损害了我们的自主功能，如呼吸、心率、血压、消化和睡眠。

简而言之，自我调节是指我们累的时候可以睡觉，紧张时可以用健康的方式释放压力。情感调节涉及如何管理我们极为丰富的情感：悲伤、快乐、愤怒、兴奋、挑战和恐惧。当我们感觉不到自己的情绪时，当我们被情绪压倒时，当情绪不能有效处理时，情感失调的症状就产生了。对于我们的幸福来说，能够控制我们积极和消极情绪的强度是至关重要的。当我们不能管理强烈或有困扰的情绪时，或者感到焦虑、抑郁时，我们就处于情感失调状态。紊乱的睡眠或饮食模式、焦虑、惊恐发作、强迫行为、抑郁和成瘾都是一些比较常见的情感失调症状。

生命初始，婴儿与母亲或主要养育者之间的连接是婴儿神经系统的调节器。首先，婴儿通过与母亲或亲近的养育者间的关系学习到自我调节能力。依恋理论的研究充分证明，婴儿和养育者之间健康的连接对于婴儿调节能力的形成和发展有着至关重要的作用。每次母亲成功地抚慰她的孩子，她就有效调节了孩子的神经系统——当然，母亲不会从这些角度来思考照料孩子的过程。依恋理论描述了处于慢性抑郁、焦虑、愤怒或解离的母亲如何影响成长中的婴儿，母婴连接的中断是创伤性的。不管是什么原因，如果母婴之间的调节过程被破坏了，婴儿就不会形成核心调节能力。如果一位母亲的自我调节能力受到损害，她就不能自我安慰，因此她也不能充分地调节婴儿的神经系统。早期连接的稳定性对塑造与身体、自我和他人之间的关系模式至关重要。自我调节能力的破坏对人的一生都会带来消极影响。如果健全的自我调节能力没有成为个体发展必不可少的一部分，我们就会变得不稳定，没有这一基本元素，人生则是一场痛苦的挣扎。情感失调被认为是个体对应激和创伤易感性增加的核心，也被认为是心理和生理问题的基本元素。

身体和生活需要得到调节，并因此而感到舒适，这对我们而言是十分重要的，所以当我们处于失调状态时，我们经常会不计代价地寻找所需的调节方法。例如，当人们感到调节的需要十分强烈时，即便知道吸烟有害健康，也会选择吸烟。吸烟似乎能起到一种情感调节的作用，因为尼古丁能减轻焦虑，在短时间内还能缓解抑郁。即使知道吸烟会杀死他们，情感失调的人仍然会为了减少痛苦而吸烟。尝试戒烟或者放弃任何自我毁灭式的成瘾性物质或行为（例如毒品、酒精、过度性行为、暴饮暴食或超负荷工作）经常以失败告终。在找到一种更好的自我调节方式代替之前，人们很难放弃现有的（即使是不健康的）调节方式。

将自我调节引入临床实践

NARM 将当前对神经系统调节的认识引入临床实践。NARM 概念的关键是通过强调连接自我多个具有组织性、连贯性和功能性部分，以支持神经系统的健康调节方式。分析问题，主要关注个体生活出了什么问题，并不一定对自我调节有所帮助，在一些案例中，分析问题反而会增加失调。正如我们将看到的，NARM 通过使用特定的自主的和情感的自我调节技术，增强内在的连接能力，来提高个体的健康潜能。

体验扩张与活力

花些时间回忆你的生命中感觉特别有活力的时刻。选择一件结局美妙的事情（或至少结局不糟糕）。可能是你和别人一起时，或在一个团体中，或独自一个人。可以是任何时间的任何事情，从你的孩子的出生到做爱。

让你自己尽可能多地回忆关于那段经历在感官上的细节：色彩、声音、温度和气味等。当你回想起这些感官上的细节时，需注意自己的情感是如何反应的。若可以，注意自己身体的体验。对于感知身体有困难的人，则要注意回忆所带来的整体影响。

花点儿时间做这些练习，然后关注任何阻碍你感受生命力和扩张的想法、评价或情感。即使当你感到幸福感增加时，一些悲伤的情感随之浮出水面，也无须感到惊讶，因为你所回忆起的快乐时光可能已经结束了。如果你感觉到任何悲伤，注意它，但不要让它成为注意力的焦点。

对这个练习来说，没有正确的反应，但许多人的一个共同的回答是，回忆这一时刻可以激活一种流动、温暖和喜悦的感受，一种富有活力与扩张的感觉。

图 I-1　帮助识别扩张和活力体验的练习

支持增加活力的能力

我们最大的愿望就是感到有活力。无意义感、抑郁和许多其他的症状反映了我们与核心活力失去了连接。当我们感到有活力的时候，我们就感觉有连接；当我们感觉有连接，我们就有活力。虽然活力能让人头脑清醒，但它并不主要是一种精神状态，也不仅仅是感官上的愉悦。它是一种在身体、大脑和思维的系统中能量流动和连贯的状态。人们对休克性和发展性 / 关系性创伤的反应是解离和连接中断，其结果是生命力的减弱，使人在不同程度上过着"被流放"的生活。在 NARM 中，一个关键的组织原则就是与重新连接活力的障碍一起工作。

在我们作为临床医生、老师和督导的许多年里，我们已注意到需要对情绪调节有更全面和一致的理解。NARM 对如何处理情绪有着清晰的理解，学习如何触及我们的情绪并恰当地表达它们是这个方法的一个基本组成部分。NARM 通过追踪身体、感觉和身体内情绪的能量体验，强调躯体正念——容纳（containment）、深化和支持情感状态的生物学基础。以这种方式追踪和控制情绪，会让我们越来越与我们的核心活力紧密联系在一起。

生命力、活力和情感

我们绘制了两幅图，用以在提高活力的背景下理解和处理情绪。图 I-2 显示了生命力是如何随着孩子适应环境失败而减弱和扭曲的。它也体现了发展性创伤和休克性创伤之间的异同点。图 6-1 则专门阐释了每种适应性生存方式中生命力的扭曲。两幅图澄清了情绪调节和自主调节，及其相关的神经系统的交感神经和副交感神经功能，整合了对生命力扭曲的理解如何影响我们的心理和生理功能。

生命力的扭曲

下面的部分解释了如何使用图 I-2，该图从下到上显示了从作为个人体验的生命力的扭曲，到对发展性创伤和休克性创伤的适应的过程。

- **核心能量 / 生命力**：图中第一层次代表无差别的核心能量或生命力。它就是法语中的 élan vital，其他文化称之为能量、灵气、气和精华，这里仅列举几个常见的名字。

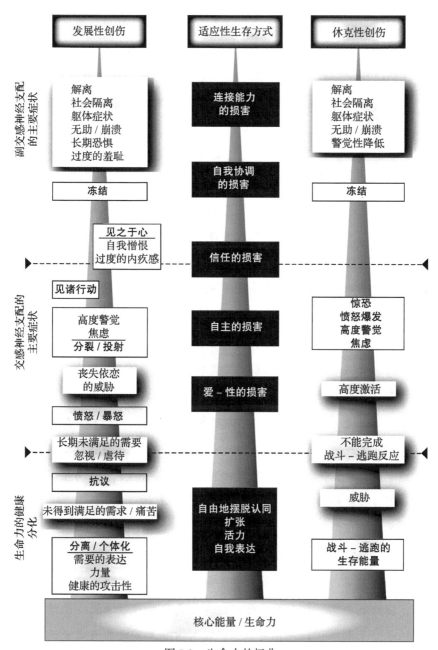

图 I-2　生命力的扭曲

　　为了理解生命力如何扭曲，请自下而上阅读本图；为了理解治疗和成长过程，请自上而下阅读本图。

- **生命力的健康分化**：第二层描绘了核心需要和健康活力的各种表现形式。生命力能激发健康的攻击性、力量、自我表达、分离/个体化、战斗－逃跑反应、热情和性。当生命力的核心表达不被支持，当对表达的反应不充分或表达受限时，神经系统中交感神经的兴奋性会增加。

- **交感神经支配的症状**：当核心需要未被满足时，交感神经所致的生命力的扭曲就出现了。最初的反应是抗议，如果没有得到回应，就会发展成愤怒。愤怒是一种支持生命的反应，旨在影响某种不利的环境。例如，婴儿最初通过烦躁和哭喊来表达他们对抚触、食物、爱和连接的需要，这是一种健康攻击性的表达。协调的母亲能认识到孩子的需要并能给予恰当的满足。如果婴儿的需要没有被适当地回应，婴儿就会增加需要，自主神经系统的交感神经就会兴奋，以抗议回应的匮乏；最终，愤怒情绪爆发。在忽视和虐待的环境中，由于长期缺乏足够的回应，愤怒和攻击得不到有效解决。当婴儿长期对自己的养育者有愤怒情绪时，会本能地将其视为对依恋关系的威胁，这也是生存的危机。未被解决的交感神经兴奋所致的症状使得儿童和成年人处于高度的应激、焦虑和激越的情绪状态，这可能导致情绪爆发、恐惧，甚至惊恐发作。我们将看到所有生存方式的形成和发展都是一种尝试，试图通过抑制核心表达、愤怒、攻击和最终的真实性来保护依恋关系。

- **副交感神经支配的症状**：当攻击、愤怒和其他抗议形式无效、不可能实现，或者有危险时，儿童就会适应。某种程度上，如果继续缺乏协调，长期的交感神经兴奋会导致神经系统负担过重。孩子会采取顺从、停止愤怒抗议或忽视自身需求的策略来适应，逐渐进入副交感神经支配的冻结反应状态。这种停止的策略不能解决基本问题，但是能有效麻痹儿童的需要和情绪。未被满足的需要和未解决的情绪以未释放的唤醒形式与身体和神经系统联系在一起，这种唤醒形式通常以躯体紧张、崩溃和冻结的状态表现出来。

生命力扭曲的治疗工作

NARM 方法的核心是在处理症状时牢记支持活力和连接的基本主题，症状反映了连接中断，即生命力连接的减弱。从图 I-2 的顶部（症状最多）到底部（最有活力），我们在第 12 章提出了一些策略来治疗未经整合的攻击性的"见之于心"与"见诸行动"。随着暴怒、愤怒和健康的攻击性被逐步整合，焦虑、抑郁和其他症状会逐步消退。随着发展中未被满足的核心需要得到认可，生命力的连接会逐渐加强。

整合所有情绪的工作在支持生命力再连接方面发挥着重要的作用。NARM 治疗师在处理情绪时，应当牢记以下问题：情绪隐含的意图是什么？帮助来访者理解和整合他们情绪的核心意图，促使来访者生理和情绪的更好融合，这反过来会增加与生命力的连接。通过支持对情绪的容纳和深化过程，更好的情绪稳定性和自我调节将成为可能。

躯体正念

正念练习来自于东方的传统，正逐渐成为一种越来越受欢迎的心理治疗工具。在最常用的术语中，正念是指关注我们的体验：倾听我们自己，包括我们的思想、情感和我们的身体感觉。最终，我们学会以这种方式去倾听，并不是把我们体验的元素抛开，而是我们可以看到思维、情绪和感觉的自然流动。正念的吸引力在于我们处在当下时所体验到的自由，以及思维、情绪和感觉出现时所产生的流动感和流动性，而不是去认同它们。

NARM 对传统正念练习增加了两处新的改进：

- 躯体正念；
- 对适应性生存方式组织原则的正念意识。

在传统的正念练习中，个体通常被要求对所有的体验持开放的意识。当个体没有创伤时，传统正念能发挥最好的疗效。当个体遭受过重大创伤时，保持开放意识状态是极其困难的，甚至可能会导致极其严重的情绪反应。个体经历的创伤越多，开放意识的练习就会越困难。

创伤是由于相关神经系统过度激活以及因此导致的系统性失调，使得我们的身体不能处在当下。受到创伤的个体倾向与身体失去连接，失去连接的方式是过度认知或麻木身体体验，或两者兼而有之。当处于过度激活或失调状态时，我们的身体是痛苦的。这就是为什么 NARM 在传统正念练习的基础上增加了躯体正念的方法。躯体正念的目的是通过改进躯体体验（Somatic Experiencing®）中的适应性技术，逐步支持神经系统再调节，其中如根植（grounding）、定向（orienting）、滴定（titration）[⊖]、摆动（pendulation）和释放（discharge）等方法可以针对性地治疗受创伤个体体验的过度唤起、崩溃和休克状态。在 NARM 中，躯体正念练习将已存在的古老正念和 21 世纪神经系统调节的知识结合在一起。

对适应性生存方式的正念

在 NARM 中所应用的正念的第二个方面是将我们的适应性生存方式和其他各种生存方式的组织原则引入正念意识。在建立了一定程度的自我调节能力之后，对生存方式的意识通常就出现了。随着一个人变得更加可以调节和具体化，随着内心痛苦状态的减轻，自我意识的能力将变得更强大。将躯体正念与对生存方式的正念意识相结合，使我们能够从比叙述本身更深刻、更广泛的视角来与一个人的生命故事一起工作。躯体正念和对我们

⊖ 逐步调整的方法。——译者注

生存方式的正念意识这两个过程相互促进，增强了心理和生理治疗工作的有效性。

基于羞耻的认同和基于骄傲的反认同

每一种适应性生存方式都有潜在的基于羞耻的认同，这是由于早期环境的失败而发展起来的。此外，大多数人由于对潜在的羞耻的反应还会发展出以骄傲为基础的反认同，这是一种自我理想，反映出他们希望看到自己或希望别人看待他们的方式。以骄傲为基础的反认同在传统上被认为是防御，企图将羞耻变为美德。但矛盾的是，一个人投入基于骄傲的反认同的能量越多，基于羞耻的认同就越强（见表I-4）。

表 I-4　每种适应性生存方式基于羞耻的认同和基于骄傲的反认同

生存模式	基于羞耻的认同	基于骄傲的反认同
连接	有羞耻感 感到自己是个负担 没有归属感	以独处为荣 以不需要别人为荣 以不情绪化为荣
协调	渴求的 未被满足的 空的 不值得	照顾者 以成为每个人哭泣的肩膀为荣 使自己成为不可缺少的和被需要的人 以没有需要为荣
信任	弱小 无力 被利用的 被背叛的	强大和有控制力 成功的 非同凡响的 利用他人者、背叛者
自主	愤怒 怨恨权威 叛逆 享受令人失望	美好的 甜美的 顺从的 好男孩/女孩 害怕让别人失望
爱－性	被伤害 被拒绝 身体缺陷 不被爱和不讨人喜欢	先拒绝 完美的 不允许出错 "天衣无缝"、万事俱备

NARM 认为，基于羞耻的认同和基于骄傲的反认同虽然常常感觉非常真实，但却是假象。基于骄傲的反认同，有时被视为防御、抵抗和否认，有助于在因发展性创伤所致的痛苦而产生的基于羞耻的认同面前保护自己，这也代表了他们的某种幻觉。如果只是处理保护性、防御性的基于骄傲的反认同，而不同时处理更深层的基于耻辱的认同，这是危险的，反而可能会强化认同。如果没有理解这两种层次认同的本质，治疗过程就会带来不必要的痛苦，有时甚至是有害的。

痛苦的循环

NARM 支持连接能力、活力和创造力的发展。依恋的紊乱、早期的发展性和休克性创伤会干扰健康的自我调节，导致自我和他人连接的中断、认同的扭曲、自尊的破坏。事实上，发展性创伤是失调和相关紊乱的主要原因，并导致了无数心理和生理问题，以及冲动、成瘾和自我破坏行为。生存方式开始是适应性的，是拯救生命的策略，帮助我们在早期生活中处理痛苦的创伤体验，并活下来。矛盾的是，当我们长大成人以后，同样的生存策略成为持续的神经系统失调、解离和低自尊的原因。过往的适应性生存方式继续过度地使用，就会造成一个痛苦的循环（见图 I-3）。

为了理解痛苦的循环是如何运作的，重要的是首先要了解信息是如何在神经系统中自上而下和自下而上地传递的。"自上而下"是指大脑的认知结构如何影响身体的情绪和本能系统。"自下而上"是指神经系统的调节如何影响认知。我们的思维、判断和认同自上而下地影响着我们怎么去感受，也影响神经系统的调控能力。我们神经系统的自下而上的调节／失调会影响我们的情绪和思维。

自下而上的机制是不知不觉的，通常是无意识的，与环境刺激对身体的影响有关。相比之下，自上而下的机制可以是自主的、有意识的，并且与记忆、动机、情感、注意力和意象形状感知有关。自上而下的治疗方法侧重于认知的皮层功能。自下而上的治疗方法侧重于身体、感觉和本能反应，这些反应通过脑干的介导并向上投射，影响大脑的边缘系统和皮层区域。信息的连续循环从身体传递到大脑，又从大脑传递到身体。类似的信息循环在大脑的认知、情感和本能结构之间往复（见图 I-4）。

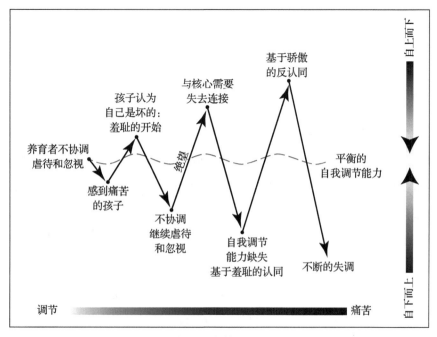

图 I-3　痛苦的循环

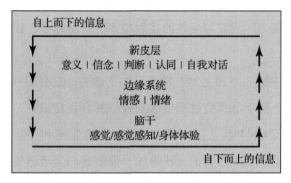

图 I-4　自上而下和自下而上的信息流动

可以说，婴儿主要依靠自下而上的感知机制。当一个孩子经历早期的创伤时，痛苦的循环就被启动了，最初是自下而上的，后来是自上而下的，并不断地自我强化该循环。创伤自下而上地导致了神经系统失调。当人们经历创伤时，他们感觉很糟糕，尤其是孩子，当他们感觉不好的时候，他们会认为他们自己是坏的。长期的自下而上的失调和痛苦会导致关于我们自己的负性的认同、信念和判断。这些负性的认同、信念和判断反过来又会引发神经系统更多的失调，并造成一个痛苦的循环。

NARM 的治疗循环

大多数治疗和个人成长在传统上往往侧重于自上而下或自下而上的信息循环，其作用方式也是从身体到大脑或从大脑到身体，因此，它们并没有解决信息循环的自我延续方面问题，由此常常会忽略不良循环运行中的有害环节，而这又会使痛苦的循环不断继续。NARM 整合了自上而下和自下而上两个方向，阐明了两个方向的信息流的工作方式。这打破了自我延续的、封闭的痛苦循环，并促进其向**治疗循环**的转变。

NARM 将正念地关注身体自下而上的体验视为康复过程的基础。身体是我们与现实的联系，是 NARM 工作的平台。通过对身体的关注，我们更容易识别个人叙述的真实性和虚构性。当神经系统中的休克状态被缓解时，我们就与我们的身体有了更多的接触。在建立积极的循环时，我们就增强了自我调节的能力。我们与身体的接触越多、联系越多，我们的自我调节能力就越强。

同时，NARM 自下而上地扎根于躯体正念中，它利用对生存方式的正念意识，将自上而下的探究过程引入到我们的自我意识中，而自我意识包括固着的信念（认同和反认同）、自我憎恨、自我拒绝和评价。NARM 还利用质询来帮助消除那些固着的、狭隘的、限制我们生活的关于他人和世界的想法。由于我们的许多认同是在生命的前五年中发展起来的，所以认同的扭曲使我们从儿童的角度看待自己和世界。

随着 NARM 过程的推进，治疗循环（见图 I-5）就会被启动，在这一循环中，神经系统的调节增强，认同和信念的扭曲逐渐减弱并最终消退。在一个积极的治疗循环中，不断增加的神经系统调节有助于消除痛苦的认同。随着痛苦的认同和评价的消除，自我调节能力的提高成为可能。

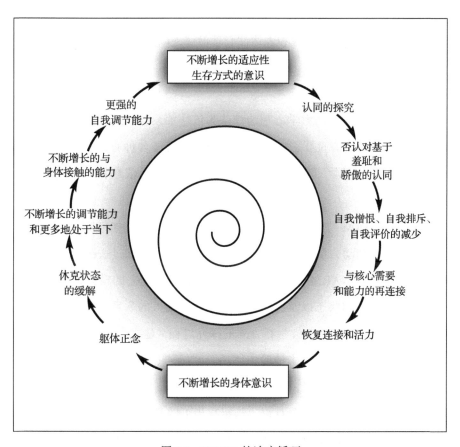

图 I-5　NARM 的治疗循环

图 I-5 应该自下而上顺时针方向阅读。在这个自我强化的循环中，每个步骤都建立在前一个步骤的基础上，并使下一步成为可能。随着来访者继续朝着重新融合其核心能力和生命力的方向发展，这一循环将不断重复。

最初，受创伤的个体可能无法获得有关他们的身体意识，在这种情况下，任何自我参照的经验都可以作为一个起点。

从历史的角度看神经情感关系模型

这份简短的历史总结能帮助读者理解 NARM 如何整合了心理动力学、认知心理学，传统的躯体性和表达性心理治疗，以及与它们的区别。

心理动力学心理治疗

精神分析和心理动力学心理治疗认为依恋关系、早期家庭生活和个人历史对人格的发展有重要影响。NARM 方法整合了各种心理动力临床取向的要素：自我心理学、客体关系、自体心理学，以及依恋和关系理论的近期重要进展。

然而，NARM 与心理动力学方法的不同在于临床上如何应用对这些方法的理解。心理动力学疗法专注于依恋和发展主题，从过去决定我们现在的角度出发，而 NARM 探索个人历史以澄清来自过去的模式，这种模式干扰了活在当下的状态以及此时此地与自我和他人的联系。这是一个积极地对来访者的关系和适应性生存方式的探究过程，建立在来访者的优势上，帮助他们在当前的困境中去体验主体感。诚然，心理治疗师必须能够与来访者一起跨越痛苦的情绪，为了避免来访者退行，NARM 治疗师总是持有对过去和现在双重性的正念意识，锚定在当下的身体体验中，NARM 对此时和彼时要有区分的意识。NARM 关注的焦点不是来访者为什么是现在这样，而更多地在于他们的生存方式如何扭曲他们的体验和他们现在的生活。为了避免把过去看得比现在更重要，NARM 使用了一种植根于当下的双重意识，同时探索源于过去的认知、情感和生理模式。NARM 方法强调生存方式在此时此地的表达，而不是关注一个人的历史。这个复杂的过程，将在第 10 章中详述。

通过 NARM 方法处理，来访者会在当下逐步加强与自我的连接。使用以资源为导向的技术来识别神经系统的细微变化，会带来更显著的效果。在神经系统中捕捉"此时此地"的体验对于改变大脑的可预测的紊乱倾向是至关重要的。密切关注当下的连接 / 连接中断、调节 / 失调过程，有助于我们增强我们的主体感，减少童年经历对我们的影响，更重要的是，这样还能帮助我们的神经系统进行重新调节。正是在与我们身体的连接和与其他人的关系中，治疗才成为可能。

移情动力

心理动力学疗法经常提倡使用移情关系来促进依恋创伤的修复。心理动力学治疗师通过含蓄的方式来鼓励来访者在移情关系中重新体验自己原有的动力关系，并相信这就是治疗的内在本质过程。

认识移情动力也是 NARM 的一个重要方面。然而，NARM 的神经系统视角显著增强了移情的临床干预工作。在早期依恋动力中，婴儿的神经系统起初是以内隐方式组织的，对母亲健康的神经系统做出反应并受其调节。因为依恋的过程遵循神经系统的发育顺序，因此，当自我调节受到早期创伤的严重损害或干扰时，将注意力集中在移情动力上还为时过早。必须首先解决神经系统组织中的潜在缺陷。我们认为，因为分析师和心理治疗师没有考虑到神经系统组织的基础及其未完善的调节功能，所以他们可能将许多有问题的移情反应描述得过于困难，甚至过于可怕。基于神经系统的治疗方法可以避免在来访者发展出足够的神经组织之前，将移情作为治疗的主要载体，这可能会造成再次创伤性的情感宣泄和退行。过早地专注于移情关系可能过早地使人陷入混乱和痛苦中。考虑神经系统的基本组织是处理移情工作的基本要素，而这需要整合到心理治疗的主流当中去。

NARM 能处理那些遭受早期休克性或发展性 / 关系性创伤的人的脆弱的语言和非语言因素。个体设法通过发展"连接生存方式"来处理这种早期创伤。这些来访者带着自己所存在的人格中退行的方面来寻求治疗，并不断地与应对早期环境失败而产生的观念做斗争。他们需要在他人的帮助下学会自我调节。在连接生存方式的治疗中，如果治疗没有得到逐步的调整或以资源为导向，来访者就会再次受到创伤。在认同层面上，以移情关系作为主要的组织原则，可以加强对自我退行方面的认同，而不是减轻它们。为了调节神经系统，更有效的办法是将无组织的、退行的"儿童"与有组织的"成人"自我整合一致。通过保持一种牢固地根植于有组织的此时此刻的感觉感知（felt sense）体验的双重意识，我们可以探索始于童年的适应性生存方式，同时避免痛苦的退行和发泄，以及落入过去比现在更重要的陷阱。

躯体心理治疗

在过去的 70 年里，躯体心理治疗的基本原则是将我们的活力、生命力和真实性与身体连接在一起。西方的躯体心理治疗传统是由医生兼精神分析学家威廉·赖希（Wilhelm Reich）所创立的，他也是弗洛伊德的学生和后来的同事。赖希是第一位强调将身体纳入心理治疗的精神分析学家。他的目标将弗洛伊德关于精神的生物学基础的信念落实到身体上。赖希认为，我们基于生物学基础的情绪控制着我们的心理过程。他最著名的见解就是性格结构（character structures）。他认为，性格结构是通过"防御性铠甲"来巩固的，如肌肉僵硬就是对情绪压抑环境的保护性反应，这种环境对活力和生命力充满敌意的。

亚历山大·洛文（Alexander Lowen）博士在赖希对心身功能统一的突破性认识的基础上创建了生物能量学（Bioenergetics），这是一种包括他自己的精神动力学性格结构系统的躯体治疗方法。洛文提出了五种基本的发展性格结构。根据他那个时代的思想，他依据强调其病理名称的原则将这些性格结构命名为：分裂样、口欲、精神病态、受虐和僵化。洛文的五个性格结构对人性的基本理解明显影响了随后的许多基于身体的心理治疗，其中就包括 NARM。

与赖希相似，洛文认为性格结构是驱力受挫的产物。因为威廉·赖希和亚历山大·洛文强调处理防御、压抑和阻抗的重要性，所以他们保持了符合他们时代的精神分析原则的病理学。赖希和洛文疗法鼓励退行、发泄和宣泄。他们都认为，治疗师的工作就是打破患者的性格铠甲，即心理和身体防御，以便释放体内痛苦的情绪。

例如，生物能量学认为，无论是有意识还是无意识的深层情绪都会停留在身体中。它鼓励来访者通过踢、打、咬和喊等方式来表达自己的情绪，释放强大的情感，以此获得更大的情感自由和更好的身心健康状态。赖希和洛文独特的贡献是认识到了防御不仅存在于头脑中，也存在于身体的神经系统、肌肉组织和器官中。这一重大突破超越了它的时代，并预测了许多神经和生物科学当前的发展。

赖希的学说和生物能量学的心身功能统一的原理与 NARM 相一致。然而，NARM 的神经系统工作更为微妙，这也与过去 20 年的神经科学研究的进展相一致。我们将看到，如何运用躯体正念和对适应性生存方式的正念意识这两种组织原则，"温和地"修复神经系统的一致性，从而减少再创伤的可能性。

从 NARM 的角度来看，强烈的情绪宣泄干预会造成意外的影响，导致更多的碎片化和再创伤现象。专注于由早期的丧失、忽视或创伤所造成的痛苦、空虚或愤怒本身并不能产生治愈效果。NARM 的方法使用正念意识来帮助来访者容纳强烈的情绪，既不将情绪外化，发泄到外界环境，也不让情绪转向自我。强大的情绪和能量状态并不是通过宣泄来释放的，而是要去容纳，以便将其整合并转化为更强的连接能力。正念地活在当下，并容纳强烈的情感，可以增加神经系统的复原力，并能促进情绪深度的发展。

躯体体验

躯体体验疗法（Somatic Experiencing®，SE）最初由彼得·莱文（Peter Levin）博士创立，并由躯体体验创伤研究所的高级教员进行详细阐释，本书合著者劳伦斯·海勒（Laurence Heller）就是这些教员中的一员。这是一种高效短程的、自下而上的治疗方法，可以对休克性创伤后的神经系统进行再调节。躯体体验是一种逐步治疗重大创伤和随之产生的神经系统失调的方法。躯体体验疗法是一种渐进温和的方法，提倡生物的完备性，可以释放来自身体的战斗－逃跑反应所产生的强烈的求生能量。

传统上，SE疗法不关注依恋、情感或关系问题，不会把它们当作治疗范围的一部分。NARM在躯体体验疗法的基础上，进一步提供了更多的方法来解决发展、依恋、关系、情绪和移情等问题。

格式塔疗法

格式塔疗法是由弗里茨·皮尔斯（Fritz Perls）创立的的一种存在主义现象学方法。弗里茨·皮尔斯在职业生涯的早期是一名精神分析师，但后来他强烈反对精神分析学。格式塔现象学取向包括关注来访者当下的体验。从NARM的角度来看，这一转变代表治疗向前迈出了重要的一步，因为它把重点从无休止的个人历史探索上转向了来访者的直接体验。就像格式塔疗法所做的那样，将身体的作用和情感的重要性结合起来，是对于忽视当下和身体的心理动力学疗法的进步。生物能量学和格式塔疗法都鼓励情绪的宣泄和释放。在我们的经验中，对于许多来访者来说，宣泄情绪没有帮助，甚至会损害自我调节的能力。一个人的神经系统创伤越严重，组织越紊乱，宣泄就越有可能成为再创伤。

认知疗法

认知疗法的重点是识别认知的歪曲及其在我们生活中的负面影响。这是一个重要的贡献，它将治疗的重点放在此时此地，强调个体的立体感在他的生活困难中所起到的作用。然而，在处理发展性创伤、依恋困难和早期休克时，神经科学的新发现认为情绪调节比认知更为重要。处理情绪失调和修复神经系统是 NARM 方法的基本要素。

认知疗法帮助来访者检查他们的思维，并指导他们如何中断思维和采用正念的方法对待负性的思维方式，从而把正念引入临床心理实践中。然而，认知疗法并不能解决导致认知歪曲的神经系统失调的问题，尤其是在早期创伤的治疗中，认知疗法的效果微乎其微。例如，在最早的连接生存方式的案例中，强调改变歪曲的认知是非常困难的，因为在早期创伤中，大脑皮层还没有完全发育，主要是潜在的自下而上的神经系统和情绪失衡导致认知扭曲。

正念在 NARM 中的临床应用比在认知疗法中的应用更为广泛，它将与痛苦状态相关的故事与生理痛苦本身分开。当神经系统更加协调，许多认知歪曲也会随之消失。认知疗法元素可以有效地处理自上而下的痛苦循环，但是当治疗有过早期创伤体验的个体时，对自上而下和自下而上的痛苦循环同时进行工作是至关重要的。

情绪神经科学

在近 20 年中，情绪调节与社会人际关系连接的生物学和心理学基础是神经科学领域的重大进展。情绪神经科学的重要进展包括史蒂芬·伯格斯（Stephen Porges）博士对情绪神经系统的研究，以及他对社会参与系统（Social Engagement System，SES）作用的关注；丹尼尔·西格尔（Daniel Siegel）博士的人际神经生物学阐述了关系的神经基质在人际关系中的作用；以及艾伦·舒尔（Allan Schore）博士的调节理论，该理论记录了右眶额皮质在共鸣的接触和修复依恋创伤方面的关键作用。这些发现以及其他主要神经学家的研究，为 20 世纪 70 年代以来 NARM 的临床方法提供了科学依据。

神秘学方法

个人认同的局限性在许多神秘的传统方法中得到了解决，并被著名作家埃克哈特·托勒（Eckhart Tolle）和肯·威尔伯（Ken Wilber）等人所普及。心理动力取向的工作是巩固同一性和强化自我，而神秘学取向则认为自我是一种将我们与存在分离的幻觉，并使我们不能体验我们本质上的广阔、流动和充实。这两种观点都很重要。神秘学方法解决了它们所谓的自我的局限性，但通常没有将依恋的重要性和发展性创伤的临床观念纳入自我意识的创造过程中。此外，神秘学方法没有解决神经系统失调在与同一性混乱的固着认同的形成中起到什么作用的问题。

NARM 融合了心理学和神秘学的传统，并增加了基于生物学的方法，有时可以有助于巩固一个人的认同感，而在其他时候则支持探索同一性的流动本质。NARM 的方法认为，进入精神维度最直接的途径是生理的调节。几百年来，特别是在西方传统中，身体被认为是精神发展的障碍，而 NARM 的一个前提是，一致的生物 / 心理自我是向更高的自我发展的跳板。只有当个人对自己是谁有了实在感时，他们才能向自我的流动本性敞开心扉。

内观的冥想技术是正念过程中的一个重要方法，它可以引导意识并直接体验自我的流动性。然而，由于它是一个强大的工具，可能会让冥想者进入极端痛苦的情绪状态，而他们没有能力去处理。我们曾治疗过许多在禅修过程中变得焦虑和被自己情绪淹没的人。任何自我探索系统，如果不考虑创伤和依恋问题，由此造成的神经系统功能紊乱，将使人产生功能失调和再创伤的危险。

埃克哈特·托勒的核心原则之一是：过去发生的任何事情都不能阻止我们活在当下。尽管这在理论上是正确的，但这种观念对那些经历过创伤并遭受严重神经系统紊乱的人来说是有害的。我们中的大多数人经历过不同程度的创伤，需要采用自上而下和自下而上的方法来解决神经系统失衡和认同问题。许多人认识到了托勒所说的"当下的力量"，但他们由于神经系统的失调，无法活在当下。达不到这一理想状态，这也是有创伤的人自我感觉不好的另一个原因。

根本性的转变

NARM 系统性地使用了上述所有方法的元素，该系统在如何应用这些理论要素方面带来了重大和根本性的转变。NARM 认为心理动力学、神经系统和东方疗愈传统同样重要并彼此互补。NARM 建立在上述方法的基础上并进一步发展，也是治疗休克性和发展性创伤的整合的系统方法。

整合的系统模型

在心理治疗、冥想和个人成长传统的基础上，NARM 提供了一种理解和技术去连接自我中有组织、连贯和功能良好的部分来支持发展神经系统的新模式。NARM 是以资源为导向的、非退行的、非宣泄的。它与当下的感觉感知一同起作用，使用躯体正念来帮助调节神经系统，以支持和增加连接能力和活力。在这种方法中，我们在与我们自己、身体以及关系的连接中，找到了疗愈的法则。

NARM 的方法对于个人成长和治疗来说是决定论的"解药"，并坚持认为过去不能决定现在。正是适应性生存方式的持续存在，以及相关神经系统失调和认同的扭曲，对我们目前的体验产生了负面影响。适应性生存方式为解决认同扭曲和神经系统失调提供了实用的工具和技术。活在当下和对我们身体的调节，可以帮助我们意识到和辨别对于自己、他人和世界的许多不准确的想法和判断，并对此去认同化。

对生命力的工作

我们所有人的自发运动都是为了连接、健康和生命力。无论我们有多么孤僻和隔离，无论我们所经历的创伤有多严重，我们在内心最深处就像植物一样自发地向阳光移动，我们每个人都有朝向连接和治愈方向的冲动。这种组织冲动是 NARM 方法的"燃料"。

第一部分

五种适应性生存方式

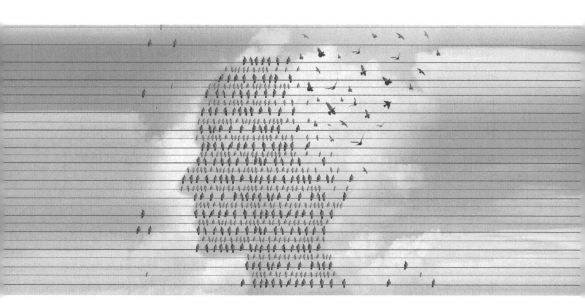

第 1 章

概　　述

矛盾的是，我们越努力改变自己，就
越会阻止改变的发生。从另一角度来讲，
我们越充分地体验我们是谁，改变的可能
性就越大。

NARM 的核心是自我与他人的连接能力，这也是情绪健康的定义。在
"神经情感关系模型简介"中，我们了解到所有孩子都需要与自己的养育者
保持连接：他们自己的需要和情绪要有爱的协调，得到足够的支持，以便在
自己的依赖和独立中获得安全感。最后，为了整合爱的能力，他们需要协调
性地接受他们发展中的性和以爱为中心的关系。这些需要的满足对于我们成
长阶段和后续整个成年生活的发展至关重要。只要孩子们的核心需要得到协
调和合理的满足，他们就会感到安全，会信任世界，他们的身体和情绪就会
连接在一起，他们在成长过程中就会伴随着一种幸福、协调和扩张的感受。

需要满足的循环

一个需要出现，并在得到满足后便会消退，另一个需要就会出现，循
环不止。对于孩子来说，这种需要满足循环一旦被中断，健康的发展就会
受到阻碍，环境所带来的失败则会加剧肌肉组织的紧张，激活神经系统和
导致生物化学的失衡——所有这些奠定了症状和疾病发生的基础。当基本

需要得不到满足，并且为了满足这些需要而进行的反抗失败时，孩子们就会觉得是自己的需要出了问题，他们不知道这是自己所处的环境没有充分满足其需要的结果。因此，他们将养育者的失败内化，将其体验为自己的失败；而面对养育者未能满足他们需要的情况，孩子会产生不同程度的愤怒、羞耻、内疚和生理崩溃。可悲的是，儿童长期缺乏对其核心需要的调节，他们就无法学会调整自身内部的需要。当基本需要一直得不到满足时，需要满足循环就会中断，神经系统失调和认同的扭曲就会产生，这往往会产生终生的负面影响。

适应性生存方式

人类天生具有基本的适应能力：这些能力可以帮助人脱离痛苦的内在和外在体验。在任何核心需要长期未得到满足的情况下，我们可以从未被满足的痛苦和焦虑中解脱出来。如果核心需要长期没有得到满足，儿童则面临着一个残酷的选择：适应或让需要消失。任何得不到满足的核心需要都会威胁到儿童的生理和心理的统整性，并阻止他们进入下一个发展阶段，其发展进程也会受到干扰或中断。为了生存，孩子们通过一种 NARM 中所谓的适应性生存方式来面对这些受损的情况。生存方式是儿童为了适应一个或多个生物学需要长期未被满足的情况而产生的结果。这些生物学需要包括：连接、协调、信任、自主和爱 – 性（见表 1-1）。

表 1-1　排斥自我以维持依恋关系

核心需要	生存适应	保护依恋关系的策略
连接	排斥连接 与身体和社会参与的连接中断	孩子放弃了他们的存在感，连接中断，试图变得不被注意
协调	排斥对个人需要的意识和表达	孩子为了专注于他人的需要，特别是父母的需要，而放弃了自己的需要
信任	排斥信任和健康的相互依存	孩子为成为父母希望他们成为的人（如最好的朋友、体育明星、知己等）而放弃他们的真实性

（续）

核心需要	生存适应	保护依恋关系的策略
自主	排斥对他们自己期望的真实表达和回应	孩子为了不感到被遗弃或被压垮而放弃独立的直接表达
爱－性	排斥爱与心的连接 排斥性 排斥爱与性的结合	孩子试图通过完善自己来避免被拒绝，他们希望通过外表或表现赢得爱

保护依恋关系

生存方式是儿童为了保护与父母的依恋关系而采用的适应性策略。孩子感受到他们父母接受并珍视他们自身的某些部分，也感受到父母拒绝他们的某些部分。他们为了维持最大化的依恋和爱的关系，就去适应父母的接受或拒绝。如表 1-1 所示，每种适应性生存方式都反映了孩子为了维持父母的爱，而排斥核心自我的某些方面。

同一性和认同

我们通过适应环境而生存。最初，我们的生存策略是救命的反应，代表了成功的适应，而不是病理性的。尽管开始时我们所做出的适应和调整以保护为目的，却限制了我们作为成人的发展。童年学习到的以适应为基础的生活方式，在面对成人生活中的许多挑战时，却限制了适当而灵活的反应能力。最初在儿童时期帮助我们的应对策略，变成了关于我们是谁和世界是什么样子的僵化的信念。对自己和世界的信念，以及与之相关的生理模式，将"我们是谁"这种感觉具体化。这就是我们对自己同一性的看法。

更确切地说，我们所认为的自己的同一性以羞耻和骄傲为基础，是对我们生存方式的认同。作为儿童，我们学会在环境所施加的限制下生活。然而，作为成年人，这些**最初的适应性限制成了自我强加的约束**。儿童期的适应性，在成年期则变为了适应不良。适合过去的生存方式持续存在，在我们不再需要它们之后却扭曲了现在的体验并产生了症状。生存方式在失去其用途后，造成了持续的连接中断。

我们对自己的每一种认同都将我们与核心本质的流动性分开。我们的认同，即我们对自己真实的自我所有秉持的固着信念，伴随着多种相关的神经系统模式失调，使我们与我们自己分离，使我们与我们的存在和体验分离。我们所受到生存方式的限制越多，就越害怕或不知道如何摆脱它们。

生存方式和身体

我们的生存以两种方式反映在我们的身体中：作为紧张的方面（高张性）和作为虚弱或连接中断的方面（低张性）。紧张和虚弱的模式反映了我们对自己的需要、核心自我和生命力连接中断的补偿。肌肉的收缩、支撑和塌陷是适应性生存方式的生理机制。关注身体和感觉为我们提供了一张重要的路线图，帮助我们解决每种生存方式的内部冲突。

发展性与关系性创伤的视角

许多方式都可以破坏在人类发展中的连接，其中包括不当或失调的养育、休克性创伤和发展性/关系性创伤，如虐待、忽视或早期丧失。了解每种适应性生存方式如何内化和延续环境失败的过程，可以将 NARM 方法与其他心理动力学疗法区分开来。NARM 帮助个人意识到他们如何使用已经失效的生存方式来组织自己的体验。

我们所有人都处在与核心自我和身体连接到中断的连续体中的某个位置上。在 NARM 中，重点不在于为什么这个人是这样的，而是他们的生存方式如何扭曲了他们当下的体验，这并不是说来访者的个人历史不是治疗过程的一部分。理解始于童年的模式是有帮助的，因为这种理解也会影响现在的体验。我们将在第 12 章看到，恢复健康并不只是探索个人历史，而是培养一种可以与基本的生命力重建连接的能力。

通过发展性和关系性创伤的视角观察人类发展，让我们了解生理失调的五种基本模式以及伴随其产生的认同扭曲。识别这五种基本的生理和认同模式有助于理解看起来令人困惑的一系列症状。

- 连接：围绕着对接触的需要和恐惧而形成的一种生存方式。
- 协调：围绕着接受与拒绝个人需要之间的冲突而形成的一种生存方式。
- 信任：围绕着对健康的信任和相互依赖的渴望和恐惧而形成的一种生存方式。
- 自主：围绕着对设定限制和表达独立性的渴望和恐惧而形成的一种生存方式。
- 爱－性：围绕着对爱和被爱的渴望以及对脆弱的恐惧，同时也围绕着爱和性的分裂而形成的一种生存方式。

每一种生存方式所特有的症状和情绪痛苦经历都表明了特定的连接中断的模式，反映在我们的身体、行为、性格、关系、工作、生活，甚至在我们易患的疾病中。一开始，生存方式是我们都使用过的拯救生命的适应性策略。重要的是，不要忽视每一种生存方式固有的痛苦感受，要怀着怜悯心去触及它们。

每一种适应性生存方式都是复杂而多面的，以下章节只能提供一个总的方向。每章的描述都遵循类似的组织原则。

- 适应性生存方式简介；
- 描述早期发展性和关系性创伤如何使生存方式运作；
- 适应性生存方式如何不断影响成人神经系统和认同；
- 帮助个人解决每一种适应生存方式核心困境的成长策略。

第 2 章

连　接

第一组织原则

本章简要介绍了连接生存方式，在本
书的第二部分将会对其进一步阐释。

　　由于最早期的创伤，具有连接生存方式的个体已经与他们的身体、自
我和关系相分离。连接类型有两种看似不同的应对方式或亚型：思维化型
和精神化型。为了处理早期创伤带来的痛苦，一些人与他们的身体连接中
断，生活在自己的思维中，他们看重思想和逻辑，而不是感觉和情绪；另
一些从没有具体化体验的人，通过使自己的体验"精神化"来处理所产生
的连接中断。这些个体倾向于生活在更为缥缈的能量场中。两种亚型的人
都与他们的身体连接中断。当个体被问及自己身体的感觉时，这个问题对
他们来说具有挑战性并会导致焦虑，而且他们往往无法回答这个问题。

连接生存方式的发展

　　连接生存方式是五种适应性生存方式中的第一种。这种方式是早年休
克性创伤和依恋创伤所造成的结果。当早年生活遭受到创伤时，创伤以持
续的系统性高唤起状态存在。未解决的高度唤起是残酷、无名恐惧的根源，

带来一种持续的、无法解决的末日临近的感觉。具有连接生存方式的成年人一生都难以处理高度唤起水平所带来生理失调，以及由此产生的心理上的认同扭曲。他们是通过解离的防御方式处理与身体中断连接的痛苦。结果，个体在童年以及成年后都会出现系统性失调和复原力减弱的表现，这使得他们很容易遭受将来的创伤。

成人的连接生存方式

遭受早年创伤的成年人的认同和生理受到他们在早年生活中所经历的痛苦和失调的影响。早期休克性创伤和依恋性创伤为其终生的心理、生理和关系功能的发展创建了一个扭曲的模板。由于早年的创伤，思维化亚型和精神化亚型的人都与身体体验和个人关系失去了连接。这种连接的中断虽然最初是保护性的，但与身体和其他人持续的连接中断会造成越来越多的失调，以至于出现心理和生理症状。

思维化亚型

由于早年创伤，思维化亚型个体选择隐退到心智生活中，选择了从事关于理论和技术专业技能的工作，这种工作不需要频繁的人际互动。这些人倾向于面对计算机、在实验室或者在车库里慢条斯理地工作。在那里，他们可以不受到任外界干扰。他们是才华横溢的思想家，但也往往用自己的智慧与他人保持情感上的距离。

精神化亚型

精神化亚型个体倾向于将他们的体验精神化。无论早期的创伤是休克性还是关系性的，他们都觉得自己不受外界的欢迎。长大成人后，也认为这个世界是一个冰冷而没有爱的地方。这种亚型的人把他人视为威胁，所以往往会寻找精神连接，在自然环境中会更加舒适，也更愿意与动物相处，相比其他人，他们与上帝的连接也更紧密。为了理解生活中的痛苦，精神化亚型的人常常成为精神上的追寻者，试图说服自己是有人是爱他们的；如果别人不爱他们，那么上帝也一定爱他们。

这些人往往对积极和消极的事情都十分敏感。由于从未有过具体化的体验，精神化亚型人能够获得精神层面的信息，而创伤较轻的人对这些信息则不是那么敏感。他们富有灵性，积极地与人、动物和环境沟通，并且能感到被他人的情感融合和侵犯。精神化亚型的个体无法过滤环境刺激物，他们对光、声音、污染、电磁波和碰触等都很敏感。因此，他们经常在内心与对外界环境的敏感做斗争。

认同

在某种程度上，无论什么年龄的这种连接类型的人都像成人世界中受到惊吓的孩子。由于缺乏自我意识，他们常常把自己的角色定位为科学家、法官、医生、父亲或母亲等。当他们扮演其中一个角色时，他们会感到舒服，并且知道规则是什么，而脱离特定角色，则会让他们感到恐惧。

隔离

许多连接类型的人都会感到孤独和隔离，却没有意识到自己是如何避免与他人接触和孤立自己的。有些人意识到他们对人的恐惧，但认为这是因为其他人使他们感到威胁。矛盾心理是这种生存方式个体的特征，特别是在人际关系方面。他们对与他人的联系有强烈的需要，却也有极度的恐惧。在情绪不安或压力过大的情况下，他们倾向于退缩或中断联系。

连接生存方式的成长策略

具有这一生存方式的个体对连接有着最深切的渴望和最极度的恐惧。

治疗的关键是探索这种严重的内在冲突，包括这种冲突在治疗过程中的每一刻是如何表达的，以及如何在这些患者的症状上和生活中发挥作用（见表2-1）。身体和情绪的感觉障碍与人际连接能力受损之间存在着功能上的统一。具有连接生存方式的来访者了解，他们的生存策略在深层次上并不是真正为他们服务的，但没有它，生存却是令人恐惧的。

表2-1　连接生存方式的关键特征

核心恐惧

- "如果我有感觉的话，我会死亡或崩溃。"

受损的核心表达

- "我是……我有权利这样。"

基于羞耻的认同

- 恐惧与不足
- 耻于存在
- 感觉自己从来都不合群
- 感觉自己总是旁观者
- 对他人来说是一种负担

基于骄傲的反认同

- 基于角色："我是一个母亲……医生……丈夫……"
- 思维化亚型：因理性与非情感性感到自豪；轻视和蔑视他人的情绪冲动
- 精神化亚型：对自己偏好非现实世界感到骄傲

现实

- "我活下来了。"

行为特征

- 缺乏情感
- 为需要任何人的任何东西而感到羞愧
- 思维交流或精神交流上的优越性："我知道而你不知道。"
- 与其他不威胁其对人空间的需求的连接类型个体产生共鸣

（续）

- 将人际距离作为合适的边界
- 在有情绪困扰的情景下退缩
- 倾向于以理智化的方式，而非感性的方式进行交流
- 很少意识到他们与自己身体失去了连接
- 既害怕孤独又害怕被别人淹没
- 在成年人的世界里，感觉就像个受惊的孩子；不知道如何处理或适当控制所处的环境
- 对死亡和疾病过度恐惧
- 害怕自己的冲动，特别是愤怒
- 害怕团体和人群
- 强烈的矛盾心理：对接触有着最强烈的渴望，也有着最极度的恐惧
- 渴望填补空虚的同时又恐惧满足
- 强烈需要控制自己、环境和他人
- 难以容忍亲密
- 想知道原因，无论是直觉的或理智的
- 他们因为无法具体化，所以往往会陷入神秘的精神状态
- 受到治疗、冥想和精神运动的吸引，这些精神行为加强了解离能量

能量

- 范围广且强度高的神经系统激活
- 表现出能量低的状态，感觉和一致性受到损害
- 背侧迷走神经支配的症状结合交感神经高度兴奋的症状

呼吸模式

- 浅：束缚的胸部，特别是膈肌和腹部

症状和疾病趋势

- 由于严重的早期系统失调，连接类型有了许多不同的综合征。以下是他们许多疾病的部分列表：

偏头痛	肠易激综合征	慢性疲劳
注意缺陷多动障碍	环境过敏	脊柱侧凸
疝气	哮喘	过敏
解离	抑郁	焦虑
消化疾病	纤维肌痛	惊恐发作

解决方案

对于这种生存方式而言，连接是一种发展性挑战。来访者有必要认识到如何适应连接的组织原则。治疗师需要关注痛苦、空虚和焦虑相关的连接中断症状，因为这些都反映了真正的问题。NARM 的组织原则不是把注意力集中在连接中断和混乱的症状上，而是要找到有组织的方面并进行处理，目的则是支持连接的增加。例如：

- 在治疗过程中，治疗师关注每一刻的连接和连接中断。
- 长期来看，帮助来访者发展感觉感知是有必要的；然而短期来看，过早地引导来访者追寻体内的这种感觉可能会使其再次受到创伤。
- 最初，只有来访者有可利用的资源或正在释放巨大能量的过程中，才能引导来访者体验身体内的感觉。
- 探索依恋动力学，以及来访者拒绝与治疗师和自己的生活产生连接而采用的各种方式。

有必要帮助来访者慢慢地将注意力从他们生活中无能的方面上转移出来，并鼓励他们专注于能起到更好作用的内部或外部的体验上，专注于当下的或过去的连接体验，慢慢地去调整形成其组织结构。将来访者的注意力转移到积极的资源上，而不是让他们的意识陷入痛苦的状态中，这能教会他们自我安抚，并有利于神经系统的组织化。

为了保持共情状态，即使这些陈述是悲伤、痛苦的，治疗师也必须充分倾听来访者的讲述。通过适当的策略和时机，提出唤起来访者积极的资源和组织的问题也很重要，这可以避免当事人无休止地讨论自己的情感痛苦和其他症状。任何积极的资源都是有益的，可以用来自我安抚、调节和增加组织性。

通过专注于积极的资源和相关的安全体验，来建立和加强神经系统中有组织的部分。随着这些有组织的部分持续发挥作用，包括痛苦的影响和其他症状在内的无组织化的部分必然会浮现出来。来访者需要在治疗师帮助下，学习如何处理这些困难所带来的影响。对于来访者而言，至关重要的不是要将这些痛苦的影响驱散掉，而是不要去认同它们或沉浸于其中。这种处理过程能够增加组织性，进而加强连接和自我调节能力。

随着这一积极的组织化不断地循环增加，来访者有能力将他人看作支持的来源，而不是威胁。因为治疗师是社会参与系统和依恋关系的代表，所以当治疗师在处理连接型个体时，连接和连接中断的过程显得至关重要。首先通过一些语言，可能的话通过眼神接触、根植技术和定向技术，逐步地接触来访者。向来访者传达你知道他们内心充满了巨大的负担，也不需要强求他们过多的接触或感受。

在成功治疗这些来访者的过程中，不可避免地会出现猜疑、愤怒和怨恨，这是重新连接过程的重要组成部分之一。因为治疗师不能满足他们所有的期望，来访者难免会感到失望。重要的是让他们知道，他们有权利表达自己的需要，即使这些需要不能得到满足。

连接型的人担心如果他们释放自己的攻击性，他们就是破坏性的。由于早年的创伤、忽视或虐待，具有这种生存方式的个体用分裂的方式来处理从生气到暴怒这些令人恐惧的情绪。第 8 章将详细探讨分裂的动力是如何导致羞耻和低自尊的。

由于最初照顾者的拒绝或失职，以至于连接型的人现在不得不去探寻他们如何根植于自身的生物学存在，并学会将其他人作为连接的来源。为了连接而不进一步产生分裂，来访者必须和治疗师一起建立起值得信任的治疗联盟，而治疗师则作为"地基"以及社会连接的代表。这一过程有时是缓慢而艰难的，因为相比于无感觉的痛苦状态，让情绪落地生根并开始感受往往会带来更大的威胁。这些人过去所体验到的恐惧、惊恐和自我迷失，此时恰恰就成了帮助。从解离中恢复并且开始学会去感受，这让人感到害怕。

表 2-2　连接生存方式的治疗策略

- 缓慢地推进。不要低估仔细调整的必要性。尽管没有外部表现，但连接型的人仍处在高度激活、充满恐怖以及容易崩溃的状态
- 建立信任和连接
- 提供**共情**的共鸣；你可能是他们生活中遇到的第一个善良友好的人
- 在治疗过程中或在来访者生活中镜映所有有组织的成长
- 帮助来访者学习倾听和信任他们的内部体验
- 保持治疗过程的整体组织性，容纳来访者不可避免的分裂
- 通过让来访者认识和感受自己情绪，帮助他们再次接受其自身的存在感
- 处理自我憎恨和复杂的羞耻感
- 学会整合自己的愤怒情绪，而不是将其见诸行动或见之于心
- 逐步地加强情绪、与身体的认同，以及识别感觉的能力。建立并逐步加深和拓宽与自身身体、情绪和他人的连接
- 允许来访者表达猜疑、愤怒和怨恨
- 帮助来访者处理在治疗中不可避免的失望

为了生存，连接型的人已经进入了一种冻结状态。他们是敏感的有机体，其亲密和独立能力受到了极大的限制。即使情绪上有微小的波动，无论是积极的或消极的，都代表着巨大的风险。因此，仔细调整和掌握好连接和退缩的节奏则是治疗过程的关键。对连接型的人来说，除非去面对自己内心中的生存威胁，否则是不可能恢复活力的，也不可能去感受并重建自己和他人的连接。当连接型的人开始面对生活和关系时，他们会感到焦虑，因为这与他们退缩的冲动背道而驰。治疗师需要对持续的连接和中断的循环保持协调。

人际的接触和温暖给身体带来了扩张和活力。在来访者自身的节奏下逐步连接和允许扩展的进一步的发展可以消融冻结的状态。随着巨大能量的释放，冻结的状态进一步融化，来访者也将有可能呈现越来越多的活力。

具有连接生存方式的个体在生命初期被拒绝和孤立。反过来，他们自我孤立，拒绝自己和他人。他们开始认识他们的内心独白（他们是孤独的，想要联系的）和情感现实（避免接触，因为接触让他们感到威胁）之间的差距，这是成长过程中的一个重要的发展阶段。

第 3 章

协　调
第二组织原则

　　具有协调生存方式的人在调节自身需要时会存在困难；认识、允许和表达他们的需要与羞辱、丧失和害怕遭到拒绝的感受相关。

　　许多具有协调生存方式的人成了照顾者。他们学会通过满足别人的需要和忽略自身的需要来应对周围的人与事。他们是世界的奉献者，是每个哭泣者可以依靠的臂膀；他们收留流浪的动物，照顾迷失方向的人。他们具备高度协调性，能识别和满足他人的需要。问题是他们不关心自己的需要。这是因为他们的需要对自己来说并不明显，他们经常发展相互依存的关系。在表面上，他们是救援者、需要的提供者和照顾者。这是一种满足他们对依赖的需要的间接方式。由于具有协调生存方式的人有照顾其他人的倾向，所以具有协调生存方式的个体在心理治疗、护理和社会工作等服务行业中所占比例较高。作为给予者，他们的确难以协调自己的需要，随着时间的推移，他们可能感到精疲力竭、痛苦不堪。

协调生存方式的发展

这种生存方式形成于出生后的前两年。在这个阶段，婴幼儿的大脑和神经系统正在快速发育。在这最初的两年内，婴儿脆弱的机体器官完全依赖于母亲的照顾，同时婴儿在与母亲的依恋关系中不断学习自我调节。婴儿通过协调性的凝视、母乳喂养、皮肤接触、抚摸以及安全的抱持接收来自母亲的滋养并学习调节。在此期间，理想情况下，对依恋、营养、养育和调节能力的需要均能得到充满爱的满足。

不充分的协调、依恋中断和剥夺

在生命最初的 18 个月里，有许多因素与失调和丧失的主题相关，这些主题影响着婴儿的发展。这种生存方式的早期发展动力如下：

- 婴儿发出哭声表示需要母亲；如果母亲没有赶来或者是无法给予充分的、协调的养育，婴儿则会表示抗议。
- 当养育变得不足时，婴儿会感到挫败和痛苦，抗议会逐渐升级。
- 如果长期缺乏满足感，婴儿在生理和心理层面会放弃对养育的需求。此时的放弃代表一种极其无奈，是一种副交感神经支配下产生的崩溃现象。这种放弃逐步发展成为心理生物学的抑郁状态，当个体进入这种抑郁状态时，会觉得自己的需求永远无法得到满足。

协调性生存方式的发展形成主要是为了适应依恋困难、养育缺乏、稀缺和对需求的剥夺。有剥夺经历的婴儿会放弃关于照顾和爱的需要，而这种放弃可能会造成身体和认同的结构变化。大多数拥有这种生存方式的人常常缺乏满足感，他们已经学会了不从环境中得到相比现有更多的东西，并且习惯于生活在未被满足的需要中。一位来访者简洁地表达了她对匮乏的适应："我是一个'将就'的专家。"

无法表达需要和要求

剥夺和依恋困难是婴儿的大脑和神经系统实施保护生命策略的信号。个体多大程度上丧失协调和表达需要的能力取决于养育剥夺的严重性和持续时间。随着协调的丧失，自主神经的失调也随之增加：

- 婴儿学会限制自己的需要以与现有的养育匹配。这是种明智的策略，因为婴儿无法控制这种照料上的缺乏，所以这是婴儿唯一可以用来处理缺乏照料的方法。从一开始，这种表现就反映出婴儿健康的适应能力。然而，如果养育和协调缺陷持续时间太久，发育中的婴儿的心理和生理就会受到负面影响。

- 婴儿开始忽视自己的需要。同样，这种反应也是明智的，因为当需要得不到满足的时候，对婴儿来说，继续感受他们的需要是非常痛苦的。

- 婴儿与自身的需要中断连接，并且最终隔离它们，这就是"抑郁"。对于需要没有反应，则会导致情绪和感觉的麻木。依恋需要的身体信号，以及对身体和情绪的照料与营养需要都将被终止。

- 有些失调的母亲利用自己的婴儿进行自我调节。许多处于困境中的婴儿学会了适应母亲的需要，而不是其自身的需要。对婴儿来说，减轻母亲的痛苦变为当务之急，这比处理自己的痛苦更加重要。

- 与食物的关系变得扭曲。孩子可能对饮食问题过于关注或过于忽视。

影响协调生存方式发展的相关因素

- 家庭创伤、母亲死亡或者是发生于婴儿出生后前两年的重大疾病。

- 自身存在严重发展困难的母亲。如果母亲从未形成安全的依恋能力，她将无法为婴儿提供安全的依恋。当一位母亲在自己成长过程中缺乏关心和抚养时，她也就缺少能关心、照顾和抚养其子女的办法。这个母亲被要求给孩子自己从未得到的东西，她可能会在给予方面产生矛盾，无意识地希望她的孩子给她从未得到的爱和养育。

- 任何与母亲长时间的分离。在早年，这样的长期分离会对婴儿造成深远的影响，并且影响他们形成牢固的依恋关系的能力。
- 母亲在感情上无法照顾她的孩子。母亲可能人在身边，但不能提供足够的照料营养供给，例如母亲有慢性抑郁、愤怒或孤僻，那么她提供情绪调节和养育的能力就会受到损害。
- 家庭冲突。如离婚、失业以及父亲的长期缺位，都会对母亲是否能照顾好她的孩子产生深远的影响。
- 被送到寄养家庭或被遗弃供收养的婴儿。
- 婴儿自身的健康问题，特别是有过早年手术史、长期住院或慢性疾病的婴儿。严重的慢性结肠疾病也会破坏依恋关系的形成。

如何通过连接中断来处理养育缺陷

婴儿通过中断连接来处理长期的依恋和养育剥夺，这反过来会损害发展的以下几个方面：

- 表达需要和要求变得十分痛苦。
- 了解他们的需要和要求的能力受损。
- 表达他们需要和要求的能力并没有得到发展。
- 接受和整合关心和爱的能力受到明显损害。
- 与值得信赖的他人建立关系和感到连接的能力受到限制。
- 管理强烈情绪的能力会变得失调。婴儿的依恋和养育剥夺发生得越早，造成的影响和导致的失调则越普遍，尤其是追寻快乐的能力也会受到损害。
- 依恋丧失和剥夺导致认知功能的歪曲。在认知层面上，孩子试图理解他们既往的痛苦经历。被剥夺基本需要的儿童开始相信，他们的需要是有问题的。作为成年人，他们坚信自己不配或无权表达自己的需要，也无权体验需要被满足的感觉。

● 在尝试自我调节的过程中，他们很容易形成进食障碍和成瘾性问题。

成人的协调生存方式

由于缺乏环境调节，具有协调生存方式的个体难以学会协调他们自身的需要、情感和身体，并在以后的人生中十分适应这种匮乏，以至于他们无法认识和表达自身的需要，也无法满足自身的需要。对于具有这种生存方式的人来说，他们的冲突在于，一方面想要表达对身体或情感滋养的需要，另一方面却预期自己会遭遇失望。

根据依恋和养育困难的时间和严重程度，协调生存方式可分为两种不同的亚型，两种亚型采用两种不同的策略来处理剥夺的体验：抑制亚型和不满足亚型（见表 3-1）。两个亚型的人都生活在一种空虚和遭到剥夺的感觉中，但是他们有不同的策略来应对这种体验。

抑制亚型

当依恋和养育的缺失发生得过早或过于严重时，抑制亚型的人倾向于屏蔽对自己需要的意识。这些人基于羞耻的认同是，他们的需要是坏的和错误的，他们没有权利让自己的需要得到满足。这些人通常还会形成一种反认同，这种反认同是以他们对自己所需要的东西很少，以及他们没有需要也能做那么多而感到的骄傲为基础的。这种策略的极端例子是厌食症。

不满足亚型

当依恋和养育剥夺发生得较晚或不太严重时，不满足亚型的人倾向于有一种长期没有得到满足的感觉。与不表达自身需要的抑制亚型相比，不满足型的人对生活的要求很高，同时伴随着持续的不满足感。

通过他们的橱柜的情况来说明抑制亚型和不满足亚型之间的区别就是一个很好的例子：抑制亚型者的橱柜往往几乎是空的，当他们的橱柜太满时，这些人就会感到焦虑；而不满足亚型者的橱柜往往总是满满的，当他们橱柜里的东西开始减少时，他们就会变得焦虑。

表 3-1　两种协调生存方式亚型间的比较

抑制亚型	不满足亚型
当压力过大时停止或忘记进食	当压力过大时过量进食
因不需要而骄傲	在生活的方方面面都有一种"永远不够"的感觉
瘦而又不能增加体重	倾向于超重
厌食症	暴食症
缺乏权利感	不现实的权利感

认同

具有这种生存方式的个体对早期的剥夺体验的认同非常强烈，以至于他们开始通过匮乏的视角来看待世界。他们对剥夺的顺从和对需要的压抑是一种对匮乏的适应，这些使他们在心理和生理层面都受到了影响。要记住压抑和顺从最初是用于拯救生命的，具有这种适应性生存方式个体的认同，是通过理解和应对自己潜在的压抑和顺从而发展起来的。这种认同是围绕着对满足的渴望，而同时又不能允许自己得到满足而发展的。

通过给予来获取

成为照顾者是这两种亚型共同的应对机制。照顾是一种基于骄傲的策略，允许他们认为自己是没有需要的："我没有需要，每个人都需要我。"属于这两种亚型的个体，通过发展他人依赖自己的人际关系和工作环境，从而不必面对因需要而产生的羞耻感，也不必面对如果他们表达自己的需要就会被拒绝的恐惧。

具有这种生存方式的来访者已经学会了非常敏锐地感知他人的需要，这成了他们一生适应他人需要而不是自身需要的基础。他们把自己想要的东西给了别人。因为他们认为自己无法表达需要，同时其他人并没有像他们一样去迎合别人的需要，所以他们最终会感到沮丧和愤怒。由于对自己的需要感到羞耻，或者很难知道自己真正需要什么，他们常常只能在沮丧和失望变得难以忍受之后，用愤怒来表达。这一策略疏远了周围的人，同时使得他们的需要不会得到满足，这也强化了他们的信念，即表达需要是徒劳的。

由于具有协调生存方式的个体不想认识自身的需要，因此这种需要就变得隐蔽而难以捉摸。他们常常寻找对其照顾行为的认可或试图成为大家注意的中心，可能会因此而精疲力竭。协调生存方式的关键特征如表 3-2 所示。

表 3-2　协调生存方式的关键特征

核心恐惧

- "如果我表达我的需要，将遭到拒绝和抛弃。"

受损的核心表达

- "我需要。"

基于羞耻的认同

- 渴求感
- 不满足和空虚
- 渴望："当我得到我需要的（关系、认可、金钱、名声等）时，我会很高兴。"

基于骄傲的反认同

- 我没有需要。我是给予者。其他人需要我……我不需要他们。"

现实

- 他们所恐惧的拒绝、抛弃和剥夺已经发生了

行为特征

- 难以维持旺盛的精力。他们对新项目感到兴奋，但很难完成这些新项目
- 他们虽然并不表达需要，但渴望需要得到满足
- 隐蔽的情感依赖

（续）

- 喜欢交谈。得到关注等于得到爱
- 常常感到心中空虚
- 在关系开始时或者一个新的激动人心的项目开始时，自己有一段产生愉快心情的时间，但是不能持续下去
- 由于精力下降和担心失望，并不能获得他们想要得到的
- 不易表达愤怒，易于激惹而不是愤怒
- 顺从
- 与爱的客体之间的关系是以自我为导向的："我爱你……我照顾你……你必须爱我。"
- 鼓励别人依靠他们
- 帮助迷途者：动物或人

精力

- 一般水平较低，当有满足需要的希望时，他们可以维持短期能量充足状态

呼吸模式

- 胸闷
- 浅呼吸
- 吸气困难

协调生存方式的成长策略

传统的治疗工作主要侧重于重温早期不充分的协调和养育经历，以及摒弃这一协调方式的早期体验。这种退行式的方法有可能会再次造成创伤，因为它没有提供足够的资源，这种方法可能会强化孩子对于渴求感、无助的认同。

解决方案

NARM 发展了一种新的取向，以帮助具有这种生存方式的人寻求问题

的解决方法（见表 3-3）。具有协调生存方式的个体的挑战是学会如何协调其自身的需要，如何恰当地表达自身的需要以及接纳更多的压力，获得满足、扩张和活力。整个治疗的轨迹包含从重新体验被抛弃和匮乏的感受，到学习如何接纳满足和扩张感。我们与这些来访者共同探讨如何适应匮乏、协调缺陷和被抛弃的体验，以及它们是如何影响他们的自我意识和生理功能的。

对这些个体的治疗需要面对因强烈情绪问题而出现的崩溃现象。随着时间的推移，个体忍耐力的增加，成长就发生了。悲伤和抑郁往往是这些人默认的情绪状态，而扩张和积极的情绪往往更具挑战性。在重新连接的过程中，出现对早期连接中断感到悲伤的情况是正常的。这种悲伤情绪是需要得到理解和整合的。理解过去的悲伤和丧失，将其看作成长过程中的一部分是一种挑战。需要帮助协调型的人来处理对其熟悉的悲伤情绪默认的倾向，从而不会加剧对早期丧失的认同。

当具有协调生存方式的来访者修通对需要的羞耻时，他们会变得更有能力维持与其他人的连接，并培养积极的情绪能力和活力。他们能够放下照顾别人的冲动，寻找更多满足自己需要的方法。他们更能满足自己的需要，并不意味着他们对他人的需要的适应能力变差。健康的平衡得以重塑。

表 3-3　协调生存方式的治疗策略

- 形成对各种体验（强烈的感觉、情绪、依恋关系）的承担能力
- 处理对于"不值得感"的认知扭曲
- 面对自己最害怕的、已经发生的恐惧和遭到抛弃的现实
- 认识到自己始终作为给予者而放弃了自己的真实需要
- 承认并帮助他们整合自己的分裂的攻击性
- 处理他们一直渴望而未拥有的身份，即幻想着"如果（或什么时间）我有……那么我会很高兴"
- 帮助他们现实地看待自己的需要
- 帮助他们直接表达自己的需要
- 培养得到满足和保持连接的能力

第4章

信　任

第三组织原则

　　具有信任生存方式的个体寻求权力和控制。他们倾向于竞争，并相信"达到顶峰"才会满足他们的需要。不论从积极意义还是消极意义上说，他们都是"帝国"的缔造者。从该（人格组织）谱系的健康端来看，信任型的人可能是有远见和充满活力的领导者；从该谱系的病态端来看，他们是为达到自己的目的而城府很深且无情的人。学会信任是具有这种适应生存方式的个体所丢失或受损的核心资源。

　　信任型的人试图通过控制他人来增强自己的力量，以弥补无能为力和缺乏控制的感觉。他们喜欢支配一切。为此，他们推脱、为人圆滑、撒谎或者欺骗。他们会尽一切努力保持控制力，重新获得支配感。为了回避脆弱和无助的体验，信任型的人使用愤怒、毒品、酒精，甚至在最坏的情况下会使用暴力来加强他们的控制。对于这种生存方式来说，愤怒往往是默认的情绪，这种情绪很容易产生，并被用来威胁他人。

信任生存方式的发展

这种生存方式是在儿童依赖和依恋的需要受到攻击、操纵或被用来攻击他们的家庭环境中所形成的。由于遭到自私父母的操纵,具有这种生存方式的个体将利用和依赖联系在一起。依赖作为一个孩子的基础,当其变得威胁个人生存时,就变成了痛苦的体验。对于这些孩子来说,依赖的危险性可以表现为以下形式:

- 他们因依赖的需要而被他人操纵。
- 他们因实现父母的希望而受到奖励,因令父母失望而受到惩罚。
- 家庭经常奖励他们的竞争性,鼓励高人一等。
- 他们因在未准备好之前就承担责任而得到奖赏,不承担责任时就会受到惩罚。他们被迫快速成长,其童年也被迫遭到剥夺。
- 他们需要按照父母的规划的脚本来成长,并根据要求被迫扮演某一角色。
- 他们在很小的时候就得到某种权力。他们成了妈妈的知己,或是成为实现父亲已破灭梦想的工具。这些孩子意识到自己得到的爱是有条件的,是建立在满足父母需要的基础之上的,而与真正的自己无关。他们并没有因其自身而感受到父母的爱。
- 对他人的信任和依赖常常遭到利用和背叛。作为成年人,他们若预期他人会背叛自己,往往会先背叛他人。

因背叛而得到奖励

当孩子因满足父母的抱负而获得自我的满足时,信任生存方式就开始出现了。信任型的人的父母可能一直在付出、给予,但是同时他们也在控制和破坏。他们表现得"好像"很支持孩子、很关心孩子,但事实上他们是在利用孩子来满足自己。例如"舞台妈妈",她出于自己已破灭的成名的欲望，驱使自己的女儿去实现自己失败的梦想。另一个例子是"足球爸爸"，他推动儿子去实现自己想获得运动荣誉的梦想。孩子通过认同父母所要求的虚假自我来维持与父母的依恋关系。孩子必须在自己的真实性和父母的要求之间做出选择，这使他们陷入了一个不可能的困境。在这个过程中，他们不会形成真实的自我。

在许多这种类似的家庭里，孩子们形成了虚假自我。

- 孩子因为需要满足父母的愿望而倍感压力。混乱、自恋或依赖的父母，常常隐藏他们对孩子的依赖，这让孩子形成虚假的力量感。这些父母把孩子看作自己人生中的作品，利用孩子来支撑他们自己摇摇欲坠的自我意识。这些孩子怀着父母的希望和梦想，相信自己就是宇宙的中心，同时为了不让父母失望，他们倍感压力。

- 孩子学着表现得好像得到了他们需要的东西一样。父母表现得好像很慈爱，而孩子则表现得好像得到了父母的爱，同时也爱父母。具有这种生存方式的孩子对于生活有一种潜在的谎言感，但是他们继续假装，以避免痛苦的现实，即父母并不在乎他们到底是谁。相反，孩子把伪装和"好像"的行为延续到了成年。

- 孩子"养育"他们的父母。当父母长期处于抑郁、焦虑或混乱的状态时，亲子角色就会被逆转，孩子最后养育了不称职的父母。父母化的现象就是孩子成为父母的知己或最好的朋友：一位是单身母亲的好莱坞演员，在一次采访中提到她十岁的女儿时说，"我和女儿分享了一切……她是我最好的朋友"。孩子父母化的现象非常常见，它的破坏性却没有被意识到。

- 孩子与敌对的父母形成了三角关系。在家庭系统中，孩子被用作母亲和父亲之间斗争的棋子，而在离婚家庭中，孩子往往被迫要去选择一方。在父母之间进行选择时，他们被迫背叛自己心灵的一部分。

- 孩子被迫放弃依赖的需要，过早地承担起责任。这在酗酒和功能失调的家庭中尤为常见。

具有信任生存方式的孩子父母往往要求很高，他们对子女寄予很高的期望。他们对子女提出要求，为了孩子好而"推动"他们，但孩子能感觉到的潜在事实是：父母希望孩子成功，只是为了他们自恋的满足感，是为了向自己和他人证明他们是多么好的人和多么好的父母。

这样的父母利用孩子来支撑他们自己的不满足感，以及缺乏的自我意识。每个孩子都被迫扮演一个满足父母需求的角色，无论是作为知己、体育明星还是完美的展示品。父母们在"建立"孩子自我的同时，也在破坏孩子自己真正的需要。孩子因扮演父母所期望的角色而得到奖励，在这个过程中，孩子因形成虚假的自我而受到赞扬。通过这种方式，他们因背叛自己而得到奖赏。

这些孩子很早就学会了按照父母的意愿生活。他们成了父母期望中的人。他们按照父母的规划成长，与此同时，也失去了真实的自我。无论是有意识还是无意识地，他们确实意识到家庭中缺乏对"他们真正是谁"的支持，但是却被迫融入伪装的家庭中。他们十分精明地知道父母和其他人想要什么，给他们什么。在以后的生活中，这些孩子可能会背叛他们的父母，但在早年他们别无选择，只能背叛自己。

虐待与恐吓

在极端情况下，在虐待和恐吓的氛围中成长的人也会形成信任生存方式。目睹或经历虐待的儿童是无助和无力的。他们目睹的恐怖可能涉及家庭暴力（如父亲殴打母亲）或社区暴力（如发生在贫民区的暴力事件）。虐待可能涉及儿童可察觉到的更微妙的破坏形式。信任型的人一生都在寻求个人权力，以应对早期生活中无法承受的无力体验。他们所目睹的暴力越极端，他们的无力感越强，他们就越有可能形成在信任生存方式谱系内更具病态特征的症状。

成人的信任生存方式

具有信任生存方式的人在行使自己权力过程中有两种基本的策略：要么变得具有诱惑性和操纵性，要么变得更强势。

诱惑亚型

具有信任诱惑亚型的人使用"好像"策略。他们表现得好像关心他人、陪伴他人、很爱他人一样。他们是了解人们需求的专家。这种"好像"的品质反映了他们可以像变色龙一样对待其他事物和其他人。许多人被蒙骗了，并相信这种生存亚型的人表现出来的"好像"，但在某一时刻，他们意识到自己正在被这种类型的人利用和背叛。

诱惑亚型的人知道人们想听什么，并能令人信服地说出来。诱惑亚型的个体有一个不可思议的诀窍，能了解人们的脆弱点，可以让其他人觉得自己似乎就是宇宙的中心。他们可以熟练地做到以下方面：

- 操纵或控制别人来达成自己的目的。
- 诱惑和魅力，"我知道你需要什么，我来照顾你"。
- 发挥其迷人的吸引力。
- 通过呈现最符合他们目标的形象来进行操纵。

强势亚型

个体在遭受虐待和恐吓的情况下所经历的极端无助状态，导致他们形成了强势亚型。作为儿童，他们的渺小、脆弱和依赖性常常成为别人对付他们的弱点，因此他们的脆弱变得难以忍受。随着年龄的增长，在某一时刻，他们做出了"扭转局面"的决定。他们对父母的虐待做出反应，并表示："再也不要了，从现在起，我才是这里的掌控者！"他们开始掌控一切，并成为施虐者。

强势亚型的人的生活伴随着一种潜在的萎靡不振和无力的状态。作为反应，他们试图超越他人，并通过以下方式获得权力：

- 增强体力。

- 建立"帝国"，变得富有而强大。

- 锻炼他们的武术技能或拥有枪支。

- 成为"高人一等"的人。

- 获得超越别人的力量，然后用它达到自己的目的。

- 激发别人的信任并以此来控制他们。

- 对权力充满渴望并求胜心切，总是试图达到权力的顶端。

- 由于在童年时一直生活在无法忍受的恐惧之中，他们呈现出一种专门唤起他人恐惧的形象。

认同

具有信任生存方式的个体非常关注自己的形象。他们告诉自己，只要他们在别人面前能维持好的形象，只要没有人知道他们内在到底发生了什么，他们就是安全的。诱惑亚型的人对自己越有负面的感受，就越努力地保持良好的形象。强势亚型的人对他们自己越恐惧，就越努力地激发他人的恐惧。可悲的是，这两种类型都成了展示虚假形象的专家，因为他们已经与自己的核心和自我意识失去了联系。

控制

信任型的人试图通过操控周围的人，来回应在孩提时代所遭受到的控制和操纵。他们主要的恐惧是失去控制。他们总是需要获得胜利来弥补像失败者一样的感觉，又通过不断努力成为"高人一等"的人，来抵消"低三下四"的感受。

诱惑亚型的人善于给人留下合适的印象、推销自己、影响和激励他人。他们已经学会了通过承诺给予其他人想要的东西、承诺为他们服务和照顾他们来控制他人。许多宗教领袖和政治家都属于这一类。他们表现出对他人或某一事业做出承诺的样子，但这并不真诚。尽管他们声称自己的关心是无私的，但其目标则是自我夸耀。

当他们的控制力受到威胁时，两种亚型的个体都会采取极端的行为来支撑自己。他们可能使用毒品、酒精、食物或性，也可能诉诸攻击行为，甚至暴力。当他们的生存方式得不到补偿时，他们就有崩溃的危险，他们宁愿走向自我毁灭，也不愿意面对内心的空虚和绝望。

权力

由于父母让具有这种生存方式的个体感到的特殊到了不现实的程度，他们形成了一种夸大的自我形象。他们相信自己是特别的，觉得自己的人生使命与众不同。

强势亚型的人公开地行使他们的权力，有以下两方面的表现：一些人很强大，是因为他们拥有强壮的体格或在武器、武术方面拥有专长；而另一些人则利用金钱、政治关系和影响力来积聚权力，并建立（自己的）"帝国"。

对失败的恐惧

信任型的人害怕失败。尽管他们试图说服自己是成功者，而且通常来说他们就是成功者，但他们内心觉得自己像个失败者。他们努力地保持成功者的形象，很难承认自己的弱点，除非他们能以某种方式利用这种弱点来获得凌驾于他人之上的权力。

信任型的人可以不知疲倦地工作，以实现他们成功和获得权力的目标。

他们担心如果失败的话，自己会就此完蛋，就像一名来访者所说的"栽在阴沟里"。努力获得成功是对他们早年生活的无力感和缺乏控制的补偿。对最终陷入贫困和孤独的恐惧是对他们童年时所经历的无助的一种投射。在权力的表象下，他们感到无力，因为他们不能依赖他人，也十分孤独。

关系和性

　　具有这种生存方式的个体因担心亲密所激发出的依赖感及早年被控制的恐惧，所以不让自己在情感上亲近于他人。只要他们觉得能够控制，并且能够成功地支配自己的伴侣，他们就会保持目前的关系。出于这种目的，他们常常选择具有协调生存方式的人作为伴侣：具有协调生存方式的人乐于服务并照顾他人，而信任型的人更乐意得到服务。

　　具有这种生存方式的男人和女人都把性作为武器，将它作为征服的竞技场。女人根据地位、权力和金钱来看待男人，她们利用性来引诱地位较高的男人，并以此来获得个人权力。男人根据女人的美貌来给她们打分、排序，并通过性来征服最漂亮女人以增强自己的权力。

　　具有这种生存方式的人努力控制自己的伴侣。他们发现很难和一位真正温暖和有爱的伴侣维持关系。当他们与相爱的伴侣在一起时，他们可能会变成虐待狂、无能者或者破坏这段关系。如果两个信任生存方式的人走到一起，他们的生活就会变成一场充满诡计的权力斗争。无论是微妙的还是直接的斗争，都是为了控制对方。信任型的人也会被需要关爱的伴侣所吸引，他们能激发对方的依赖感。信任型的策略与协调型不同，协调型的人为了照顾需要关爱的伴侣进而解救他们，他们常常是照顾者，而信任型的人想要始终凌驾于需要关爱的伴侣之上。

投射性认同

　　当个体将他们不想要的内部状态和情绪投射到他人身上时，那些人与那些消极状态产生共鸣，就好像它们是自己的一样，投射性认同就发生了。接受投射的人没有意识到他正在内化"属于"另一个人分裂出来的消极状态。信任型的人娴熟地使用投射性认同：他们通过让别人感到自身渺小来维护其高大的形象，通过让别人失控来获得控制力，通过让别人感到愚蠢来感受自己的聪明，通过让别人感到无能来感受自己的力量。

否认与合理化

具有信任生存方式的个体用否认的方式来否定他们生活体验的真实性。他们通过中断与身体体验的连接来维持否认。由于与身体接触使他们能感到生活中的伪装和虚假，所以他们将精力向上转移到大脑中，以理性和合理化来替代身体意识。他们相信这种思维方式可以奏效。他们倾向于强化"精神高于物质"的自助方式，相信积极思维的力量。他们避免伴随逃避、欺骗和狡猾而来的焦虑感。当他们面对焦虑时，他们会用暴怒和夸大来"扭转局面"，当这些计谋失败时，他们就会感到恐慌。

信任生存方式的成长策略

对于那些具有信任生存方式的人来说，接受治疗就是承认他们需要帮助。越依赖这种生存方式策略的人，就越不可能去寻求治疗，因为对他们来说，治疗会唤起他们对脆弱和背叛的核心恐惧。

当信任型的人来治疗时，他们会寻找治疗师的弱点，并努力占据优势。具有这种生存方式的个体倾向于在感到威胁时终止治疗，所以他们很难与治疗师一起工作。当他们感到在治疗中有关地位的威胁时，通常会试图通过挑某方面毛病（如金钱、时间或付费政策）来竞争，以求获得支配权或得到特殊的对待。当与他们一起工作时，治疗师必须小心不要陷入他们似乎无止境的试图占据上风的伎俩之中。具有信任生存方式的个体需要的是思维清晰、表达直接、界限分明并且不会陷入争夺权力游戏的治疗师。同时，治疗师也有必要表达对这些来访者真实痛苦体验的理解和共情。信任生存方式的关键特征如表 4-1 所示。

表 4-1　信任生存方式的关键特征

核心恐惧

- 无助
- 虚弱
- 依赖
- 失败

难以直接表达

- "我需要你的帮助。"

基于羞耻的认同

- 弱小和无助
- 被利用的
- 遭到背叛的
- 无能为力的
- 软弱的

基于骄傲的反认同

- 强大而有控制力的
- 成功的
- 非同凡响的
- 背叛者
- 利用他人者

现实

- 自己既不像他们私下认为的那样渺小或无助，也不像他们试图表现的那样强大

能量

- 无根基的
- 在身体中向上转移

（续）

行为特征

- 无能和无力的潜在感受
- 害怕失败
- 因总是扮演一个角色而感到空虚
- 指责的转移：总是将责任归咎于别人
- 不能依靠别人，感到孤独
- 通过投射性认同使他人感到渺小、虚弱、愚蠢或无助
- 膨胀的自我形象
- 总是需要"高人一等"
- 总是想成为最好的，成为胜利者
- "帝国"缔造者；当健康时，他们可以成为远见卓识者
- 否认身体体验的真实性
- 表现出"好像"的行为
- 表现出对他人的承诺，实际上是自私自利
- 善于察言观色，尤其善于抓住他人的弱点
- 无法回避或否认时，会变得焦虑
- 当理想化的自我形象被破坏时，他们可能会有自我毁灭的行为，容易酗酒、吸毒和产生其他高风险行为
- 偏执狂：就像生活在丛林中，适者生存
- 扭转局面：
  "我过去一直生活在恐惧中，但现在我会让你害怕。"
  "我没有问题，我会让你有问题。"
  "我再也不会被背叛了，因为我是背叛者。"

呼吸模式

- 与协调型的胸部塌陷的情况相反，信任型个体用胸部的隆起来掩盖自己的弱小感和无助感
- 信任型的人用坚硬如铠甲般胸部保护自己的心脏，免于感受到软弱和无助

解决方案

　　因为这些人在孩提时代就被真的背叛了，所以处理背叛这个主题是至关重要的。当具有信任生存方式的个体意识到自己如何以牺牲与最真实的

自我的连接为代价，通过创造一个虚假自我来维持对早期生活的背叛时，最终的改变就发生了。对他们来说，重要的是去理解他们如何将自己童年缺乏支持的体验转化为对于支持自己真实性的无能感。当他们承认被真正背叛过并开始处理这些伤害时，就回归到自己和自己的身体。当他们敞开心扉，相互依存的能力就会不断增强，并且可以在不失去自我意识的情况下寻求帮助。他们一直相信自己的力量凌驾于他人之上，此时他们将发现真正的力量是敢于承认自己的脆弱。信任生存方式的治疗策略如表 4-2所示。

表 4-2　信任生存方式的治疗策略

- 帮助他们对其潜在的伤痛和无力感建立连接和同情
- 帮助他们培养勇气和力量，允许他们健康地依赖他人
- 帮助他们摘掉理想化的自我形象的面具，逐渐变得真实起来
- 帮助他们培养允许脆弱的力量

第5章

自　　主

第四组织原则

　　自主和独立的核心能力在具有自主生存方式的个体身上没有得到充分的发展。自主型的人往往很友好和开放，但是他们很难设立界限和边界。因此，他们很容易感觉到被利用，并暗自心生怨恨，尤其是在亲密关系中，他们经常感到陷入困境。他们珍视忠诚和友谊，但他们总是关注避免冲突并取悦对方，而没有意识到自己可能出现的负面情绪。因此，人们很难知道和他们相处要采取什么立场。

自主生存方式的发展

　　具有自主生存方式的人可能在出生后就受到溺爱，并且他们依赖性的需要得到了充分满足。他们的挑战始于第18个月到两岁之间，那时他们的独立和自主能力正在发展。这正是"可怕的"蹒跚学步的两岁孩子想要学会如何为自己做事的时期。这个年龄孩子的父母已经听过很多次与这个年龄相当的"不"或"我来做吧！"

　　协调的父母支持适合这个年龄段的独立性和自主性的增加。极度焦虑的父母因为自己未解决的恐惧而破坏了孩子对独立的发展需求。为了"保护"他们的孩子，他们阻止了与孩子的年龄相适应的自主性增长。当父母把孩子看作是自己生命的延续时，孩子健康的自主性也会受到威胁。这些自恋的父母可能会在情感上具有侵略性、过度亲密或者过度控制。孩子为了保护他们脆弱的、不断发展的自主性，在表面上顺从，并按照父母为他们制订的"计划"行事，内心却私下坚持自己的想法，以此来维持自己的自主性和完整性。

　　有的具有这种生存方式的人是在刻板、专制的家庭中成长的，他们的父母相信自己总是知道什么是对孩子"最好"的。很明显，孩子是需要一些限制，但是过度控制的父母认为他们严格的规则，如从饮食习惯和厕所训练开始，到更多其他方面的规矩，都对他们的孩子是必要的。当孩子反抗的时候，这些父母会收回他们的"爱"，用羞耻、内疚，有时甚至用权力来迫使他们的孩子服从。为了避免羞辱和遗弃，孩子们会表现出一种表面的和善，总是说"是"。同时，他们也形成了一个秘密的自我，隐藏了怨恨，也就是无法言说的"不"。从表面上看，这些孩子似乎接受了父母的要求，但是他们内心则坚持避免遭到控制。他们隐藏的自我主张是："你拥有我的身体，但你永远不会拥有我的灵魂。"

　　有些母亲，偶或是父亲，因为孩子不断成长的独立性而感到被抛弃，他们利用内疚或遗弃的威胁来破坏其独立性的发展。他们的阻挠或破坏可能是公开的，也可能是隐蔽的，但无论是哪种方式，它都是以不赞成、嘲笑或隐含威胁的形式出现的。当父母一致反对孩子自主和独立的恰当表达时，孩子就会将这些冲动体验成危险的。随着孩子年龄的增长，孩子从父母那里获得的爱逐渐与取悦父母联系在一起，以至于爱与责任、负担和束缚联系在了一起。对于许多具有这种生存方式的人来说，获得爱与取悦他人有着千丝万缕的联系，并且经常要以牺牲自己的完整性和自主性为代价。

　　具有自主生存方式的个体不得不面对在自己和父母之间做出选择的两难困境。一方面，屈从于父母让他们感到被侵犯、被控制、被压垮；另一方面，对爱和保持依恋关系的需要，使他们不能公开挑战父母。他们需要维持父母的爱，又要试图保持自我的完整性，这使他们面对难以取舍的选择，这是必输无疑的境况。这些孩子通过表面上屈服于父母的权力而秘密地坚持自我来适应这一困境。为了做到这一点，这些孩子培养出了一种强大而又隐蔽的意志。

成人的自主生存方式

　　在采用适应性生存方式的成年人中，坚定的自我表达和对独立自主性的公开表达被视为危险而需要避免的。影响这种适应性生存方式的最主要的恐惧在于害怕被批评、被拒绝和被抛弃。

被内在冲突麻痹

　　曾经与父母之间的斗争关系现在被内化，以至于具有自主生存方式的个体终其一生都在处理内化的、苛求的父母和被压抑的孩子之间的冲突。因此，他们感到被这两种角色的相互作用所固有的内在矛盾所麻痹和束缚。这种生存方式的特点是极端的矛盾心理和由此产生的僵化。

对亲密的恐惧

　　从他们童年期的经历来看，就很容易理解爱和亲密是如何与被侵害、被控制、被压制、被破坏或被征服的恐惧联系在一起的。这些人渴望亲近，同时他们又把它与失去独立性和自主性联系在一起。

　　具有自主生存方式的人往往是讨好型的人，他们害怕暴露自己的真实感受。他们扮演"好男孩"或"好女孩"的角色,因为他们觉得扮演这个角色就能赢得父母的"爱",也会赢得别人的爱。这种适应性生存方式的关键表述是:"如果我向你表达了我真实的感受,你就不会爱我,你就会离开我。"因为他们不敢维护自己的利益,所以他们指责别人利用了"他们善良的本性"。不幸的是,扮演"好男孩"或"好女孩"使他们处于一种失败的境地,因为扮演一个角色会带来持续的失望、怨恨和愤怒。由于扮演的角色不是真实的,即使人们对他们创造的角色做出了积极的反应,他们真实的自我也不能感受到爱。他们对世界产生了一种不信任感,一种愤世嫉俗的观念,即没有人能够真正接受他们本身。

在人际关系中,他们让挫败感滋生,直到再也无法忍受积怨时才开始表达自己。他们通常采取逃避策略,导致他们在没有冲突的情况下避开关系:他们不加解释就离开,或者让他们的伴侣感到痛苦不堪,以至于伴侣最终拒绝他们。这种源于其他人的拒绝使他们感到"自由",不用为说"不"而感到内疚,同时作为"无辜的"受害方得到了继发性的利益。

在压力下生活

对他们来说,有压力的生活是一种持续的体验。事实上,他们已经习惯了压力,以致他们没有意识到它的存在。他们在父母的期望和要求下长大,他们内化了这种压力,成年后他们给自己施加了巨大的压力,要求自己随和、负责、值得信赖,并且去做被期望的事情。在外部,他们对别人的期望非常敏感,并在亲密关系和工作环境中体验这些期望,这些期望对他们而言都是压力。

来自父母的压力被内化为对自己的高度期望。具有自主生存方式的个体对自己很挑剔。他们受制于"应该",并不断地努力,以成为他们所认为"应该"成为的人。他们认为持续的压力来自于外部的环境,而并非来自于他们强加给自己的内在需求。当好心的朋友和家人试图帮助自主型个体解决他们的困境时，会因他们的抱怨而深感沮丧，因此这些朋友和家人也不愿意做什么事情来帮助他们解决问题。

思维反刍

　　思维反刍和默想是这种生存方式的典型特征。他们在遭遇事件后会反复思考，苛责自己是否做了正确的事情或者说了正确的话，自责在互动中犯的任何"错误"，思考自己说的话是否伤害了其他人的感情。

对权威的矛盾

　　自主生存方式者认同的关键是对权威的根深蒂固的矛盾心理。自主型个体表面上尊重权威，但是在私下里却怀有怨恨和叛逆的冲动。在与权威打交道时，他们认为唯一的选择就是服从权威或是反抗权威。这种"服从还是反抗"的两难处境使他们陷入了一种必输无疑的境况，这种情况对治疗关系有着深远的影响。

自主生存方式的成长策略

　　在对具有自主生存方式个体的治疗过程中，重要的是要记住他们因自身内部矛盾而麻痹的状态。他们没有认识到他们给自己施加了多大的压力，也没有意识到他们是如何不断地评判自己的，他们把自己内心的挣扎看作是外部环境的结果。当他们意识到所承受的压力主要是自身内部需求的结果时，成长就发生了。

　　他们没有认识到斗争是内部的，并期待着治疗师与他们内部冲突的一方或另一方结盟。例如，他们可能会在治疗中抱怨无法完成的工作。他们认为"拖延症"是个问题，因此他们要求治疗师提供行为策略来帮助他们克服拖延症。对于在那些在自主生存方式下挣扎的人来说，要求治疗师帮助他们找到解决拖延症的方法对双方而言都是挫败的。我们需要的是一个可以保持中立的治疗师，他可以意识到这些来访者内在的矛盾性，而不提供解决方案。一旦治疗师支持来访者内心斗争的某一方面，这些来访者就会采取相反的立场（"是的，但是……"）；或者他们可能会表面上努力顺从治疗师的建议，同时在暗地里怨恨治疗师。最终，他们的怨恨成了蓄意破坏，因为成功地实现既定目标与试图取悦治疗师有关。成功，即实现既定的目标，却让来访者感觉好像是失败了，因为他们在面对治疗师的权威时放弃他们的自身的完整性。自主生存方式的关键特征如表 5-1 所示。

表 5-1　自主生存方式的关键特征

核心恐惧

- "如果人们真的了解我，他们就不会喜欢我。"
- "如果我告诉你我的真实感受，你就不会爱我了。"

受损的核心表达

- "不。"
- "我不会这么做。"
- 任何可能引发冲突的表达

基于羞耻的认同

- 愤怒
- 叛逆
- 对权威的不满
- 享受别人对他们期待的失望
- 负担

基于骄傲的反认同

- 友好、甜美、顺从
- 好男孩 / 好女孩
- 害怕让别人失望
- 为自己可以承担的责任感到骄傲："我可以承担。"

（续）

现实

- 自主性来自于知道对他们而言什么是对的，以及向别人表达的能力，这样他们的"是"才是真正的"是"，他们的"不"才是真正的"不"

应对机制

- 间接性：隐藏自己真实的感受
- 意志：努力、尝试
- 被动攻击
- 内疚
- 思维反刍
- 在人际关系中，他们的策略是不表达他们真实的感受，而是拐弯抹角
- 将权威投射至他人
- 拖延症

行为特征

- 矛盾，因内部冲突而麻痹
- 经常抱怨被"卡住了"或陷入困境
- 害怕在亲密关系中失去独立性
- 选择取悦别人而不是自己，然后感到怨恨
- 以意志为基础，基于努力的僵化的认同
- 害怕自发的表达
- 害怕如果公然表达反对，会遭受拒绝或被攻击
- 广泛的内疚感，不恰当的道歉
- 表面上渴望取悦他人
- 私下里感到怨恨、消极和愤怒
- 被动攻击，很少有坚定的自我表达和健康的攻击性
- 对他们的快乐保密，唯恐它们被剥夺
- 感觉他们唯一的选择是服从权威或反抗权威
- 对羞辱的强烈恐惧
- 常常抱怨感觉"卡住了"
- 有力地保护其他人而不是自己
- 面对问题宁愿回避或袖手旁观，也不愿意去面对它
- 将权威投射到他人身上
- 相信别人总是别有用心，即使这不是真的，也会信以为真

（续）

- 想知道别人对他们的期望是什么，这样他们就能做相反的事情
- 不断地给自己施加压力，同时想象压力来自外部
- 持续的自我评判和自我批评
- 把不愿维护自己与灵活性混淆起来
- 将拖延到截止日期前最后一分钟的压力作为一种激励的力量，来打破麻痹状态，以完成使他们感到矛盾的任务

能量

- 高能量，好像被夹在老虎钳中
- 压缩而密集
- 由于压力存在，容易出现心身问题，如颈部和背部问题、溃疡、结肠炎、高血压、神经紧张

呼吸模式

- 抑制性
- 像穿了沉重的铠甲般被束缚的胸部

解决方案

与具有自主生存方式的来访者工作是比较复杂的，治疗师和来访者都可能掉入这些陷阱。这种生存方式的困境不能通过努力，运用意志在来访者的内心冲突中偏袒一方，或者通过提出一种以目标为导向的方法来解决。这些来访者专注于他们认为自己应该做的事情，而与真正想要做的事情失去了连接。他们不知道如何解决因竞争性需求而产生的冲突。

以下是自主型来访者为他们自己设置的一些基于意志努力的陷阱：

- 我如何才能改变这种状况？
- 关于它我能做些什么？
- 你有什么家庭作业给我吗？
- 那么我应该做什么？

非目标导向

如果以目标导向，我们就会回避或者忽视来访者矛盾的内心世界。矛盾的是，来访者和治疗师越是不努力改变，他们就越容易改变。来访者可能会抱怨在工作中或个人关系中感到的压力。治疗师想要提供帮助，会就他们如何维护自己的利益提供一些建议。对治疗师来说，看似简单的互动，却能唤起来访者心中复杂的情感。通过专注于某种行为策略，治疗师忽略了来访者童年时期的恐惧，即坚定的自我表达（在这个情形中是自我维护）会导致被抛弃。来访者不自觉地感觉到他们的内心世界又一次被忽视了，并将治疗师当作另一个家长，试图把他们的个人计划强加给来访者。

自主型的人会努力搞明白治疗师的方案，并试图成为最好的来访者。例如，如果治疗师相信通过打枕头可以发泄愤怒，他们就会满怀热情地去做。如果治疗师相信感受身体的重要性，他们就会强迫自己去感受身体。这种通过成为"好的来访者"而获得"胜利"的感觉，使他们感到好像"失败"了或者是把自己出卖给了治疗师的治疗方案，最终，这些来访者破坏了治疗。

对治疗师来说，重要的是要与这些来访者沟通，使他们接受自己本来的样子，而治疗师没有为个人利益迫使他们改变，这些来访者很难理解这一点。自主型的人希望治疗师对他们有期望，这样他们的内心斗争就可以外化。他们对治疗师最微妙的期望也非常敏感，即使治疗师没有期望，这些来访者也会想象或投射出治疗师的期望。治疗师能给这些来访者最大的礼物就是无条件的接纳。矛盾的是，这种接纳也造成了强大的挫败感，因为现在没有人可以用于外化他们的斗争了。

通过正念支持他们的自我意识，并帮助他们提高接纳自我的能力，这对治疗是有帮助的。当这些来访者朝着一个目标努力时，内部冲突的另一面就会浮现，进而破坏他们的努力。只有来访者能够学会倾听其内心斗争的每个方面，只有所有方面都被允许发声并得到认真对待，自主型的个体才会体验到内心的平静。

这些来访者需要明白，只要继续以自己为代价取悦他人，他们就会陷入困境。他们需要发现自己是如何通过成为"好男孩"或"好女孩"来控制别人反应的。他们需要通过对人坦率和诚实，并允许他人自主地回应，找到放弃控制的勇气。当这些来访者让自己在亲密关系中保持诚实和直率，并允许亲密的同时保持独立性，自主生存方式者就脱离了困境。自主生存方式的治疗策略如表 5-2 所示。

表 5-2 自主生存方式的治疗策略

- 鼓励他们对自己的内心冲突保持好奇，而不是仅仅评判自己和"努力"解决它们
- 探索内心冲突而不偏袒任何一方
- 支持"不努力"和"非目标导向"的方法
- 有一个明确的契约，以确定来访者想从治疗中得到什么：确保他们设定了目标
- 注意不要向他们隐藏你的目标
- 不要让他们的冲突外化到治疗过程中
- 注意他们"好来访者"的行为可能会破坏治疗
- 探索反依赖、叛逆和真正自主性之间的差异
- 帮助他们认识到，他们可以在不放弃自主性的情况下拥有亲密关系
- 了解任何权威，包括治疗师的权威，都可能会诱发怨恨
- 帮助他们发现自己隐藏的矛盾和叛逆
- 支持他们发展自我参照的能力
- 支持自我表达
- 帮助他们明白自己是如何让别人拒绝自己以获得"自由"的
- 向他们表达你的想法，但是不要陷入他们内心的斗争、他们自己创造的压力和他们对自己不切实际的期望
- 帮助他们培养个人权威感
- 帮助他们学会说不，并在不感到内疚的情况下，对他人设定现实的限制
- 化解意志和努力的方法是发展信任和自信

第 6 章

爱与性

第五组织原则

具有爱－性生存方式的人精力充沛、有吸引力，往往很成功。他们是这个世界上的实干家和胜利者、体育健将、啦啦队长、顶尖的男演员和女演员，他们经常成为我们集体意识的偶像。然而，尽管他们看起来那么有魅力，那么有成就，但是他们很少能达到他们自己的高期望值：一方面，他们看起来充满信心；但是另一方面，他们的感受完全取决于自己上一次的表现。因为他们的自我价值建立在外貌和表现上，他们的自尊是有条件的，在他们美丽的外表之下，他们觉得自己有很大的缺陷。

这种高能量生存方式的发展过程伴随着各种令人伤心的事情，这也是爱不被承认或被拒绝的结果，尤其是来自异性父母的爱。由于他们早年令人心碎的爱，所以成年后维持一段持久的恋爱关系对他们来说是一项挑战。他们成长中所面对的挑战是将开放而充满爱的心与极其重要的性整合在一起。

爱－性生存方式的发展

尽管所有人天生就有爱和性，但那些在早年就有严重的发展性创伤的人并没有完全进入发展的第五阶段。例如：

- **连接型**，他们难以与其他人保持密切联系，持续不断地与基本冲突做斗争，因此不能真正满足成年人爱的关系中较为成熟的要求。他们往往缺乏人情味，与他人没有连接，特别是他们的性往往会去个人化。

- **协调型**，他们专注于获得养育和滋养，通过"幼稚化"的视角来满足爱情和性的需要。

- **信任型**，由于他们需要支配和控制，因此不能建立一种相互的、健康的爱的关系。

- **自主型**，他们关心的是避免被他人支配和控制，他们很难真实地对待他人及设定边界，他们把爱情看作使他们失去自由和独立的陷阱。

在爱－性生存方式的发展过程中有两个重要时期：4～6 岁、12～15 岁（青春期开始）。在年幼的孩子中，爱和性是不可分割的，对父母的爱是一种完整的体验。当父母拒绝、羞辱或惩罚孩子关于性方面的表达和对性的好奇心时，4～6 岁的孩子的问题就会表现出来。父母可能会鼓励情感表达，但对初现的关于性方面的表达感到畏惧。这种反应迫使孩子们把性从爱的表达中分离出来。

本质上，具有爱－性生存方式的个体在性觉醒时期遭受了拒绝或伤害。在青春期，父母对性的态度，以及他们如何应对青少年不断变化的身体对这种生存方式的发展有很大的影响。青少年的性觉醒可能被完全忽视，或遭到公开的拒绝、鄙视或反对。青春期女孩的父亲往往难以应对女儿的身体变化以及她们向成年女性的转变，有些父亲甚至嫉妒她们对男孩子越来越感兴趣。父亲如何应对这一过渡时期，决定了青春期女孩作为女性的自我意识：如果父亲收回了他的爱和注意力，青春期女孩可能会感到深受伤害，这导致了她们对其身体发育和性的羞耻感。同样，母亲如何应对青春期儿子的遗精、自慰以及对女孩兴趣的增加，也会给青春期男孩带来深远的影响。有许多可能的和具有破坏性的情形，但总的来说，当他们性的自我表达被以一种可耻的方式处理时，青少年的认同感就会受损，性的萌芽也会受到负面影响。

爱－性类型的人通常生长在一个僵化的氛围中，在这种氛围中，性觉醒会受到评判或谴责：爱、温情和情感不被公开表达，甚至会被皱眉以待。在某些家庭里，爱是有条件的，以外表和表现为基础。结果，青少年对他们被告知的爱的体验，以及与自己身体的关系会变得扭曲。体验到爱的条件和对性的羞耻，会导致爱和性的感觉之间缺乏融合，这对他们如何与自己的身体和亲密伴侣相处产生终生的影响。他们的关系要么来自于爱，要么来自于性，但将两者结合起来既困难又会产生焦虑。

成人的爱－性生存方式

那些在前四个发育阶段都取得了相对成功的人，他们的生命力没有被早期创伤所扭曲，他们往往是高功能的成年人。他们有精力去实现自己的人生目标，身体上也很协调，这使得他们对其他人很有吸引力。

当个体在这个阶段对他们爱和性的需要感到不协调时，就会产生两种亚型：浪漫亚型和性亚型，各倾向于爱－性分裂的某一个方面。

浪漫亚型

这一类型的人将爱情和婚姻浪漫化。他们敞开心扉，但往往与他们的性失去连接，甚至可能对性感到害怕；他们很难将重要的性融入他们的爱情关系中。在一段关系的早期阶段，他们能感觉到更多的性，但是随着关系的加深，他们性方面的感觉减弱了。整合程度较低的浪漫亚型，毫无性冲动，他们可能成为卫道士，即自我任命的公共道德守护者，把自己的道德准则强加于别人。压抑的浪漫亚型者对别人的性行为有着强烈的又常常是批判性的立场，他们的性冲动已经被驱赶并隐藏起来，有时性冲动还会以隐蔽而秘密的方式表现出来。

性亚型

具有性亚型生存方式的个体倾向于将诱惑性的行为作为一种使他们成为受欢迎的人的方式。他们寻找并利用有吸引力的伴侣来加强他们的自尊，他们根据频率而不是体验的深度来衡量性的满足感。

他们并不像信任型的人那样用诱惑力去控制，而是将其作为一种阻碍真正亲密的方式。因为他们对亲密关系的恐惧和回避，他们常常感觉自己不能去爱。性亚型者认为他们的性成熟、性潜能和表现对他们很重要。然而，他们的性往往是机械的和分离的，更多地集中在征服和表现，而不是在情感的连接上。

对于这种亚型，爱 - 性的分裂导致了深层性愉悦感的异化和对于性本身的沉迷。这种性亚型的个体可能痴迷于性和色情影片；他们性滥交的可能性大，不断地寻求性满足感，然而他们被约束的身体不允许他们有充分的体验。

在关系中，他们经历了最初的强烈性欲期，但随着情感连接的发展，他们常常会失去性兴趣或中断这种关系。他们能够与陌生人发生性关系，但是他们不能与所爱的人发生性关系。他们在恋爱初期之后不能维持紧密性连接的状况反映了这种分裂的现象。随着一段关系的发展，伴侣变得越来越不像一个陌生人，而更像一个家人，性亚型个体无法维持这种性的压力。他们通过相对频繁地改变性关系对象来维持他们的性兴趣，待在一段关系中会使他们感到性挫败。有时，他们会保持单一关系以满足他们对爱的需要，但是他们会通过外遇来满足他们的性需求。

认同

爱－性类型者的认同基于外貌和表现，他们把外貌好、表现佳看得最为重要。这种生存方式的个体一生都在努力完善自己，以弥补他们早年的心理创伤。对于那些曾经的被拒绝的体验，他们的口号是："我如此完美，如此有吸引力，以至于每个人都将被我吸引，我将不再被拒绝。"他们往往被自己驱使和要求，坚持以高标准要求自己和他人。他们以骄傲为基础的认同包括对完美的不懈追求，而他们基于羞耻的认同常常是无意识的，反映出被伤害、被排斥感和缺陷感。

行动者

具有这种生存方式个体的一个普遍特征是倾向于去做而不是去感受，他们不信任情绪。对行动的持续关注使他们对自己的感情置之不理。他们不信任情绪，因为情绪会让他们触及自己宁愿避免的脆弱之处。他们通常认为情绪是软弱的象征，对自己和他人温柔的情绪都不敏感。

关系

具有爱－性类型生存方式的人更多地关注关系的表象，而不关心关系的核心内容；他们会选择让他们"脸上有光"的伴侣。他们喜欢沉浸在他们伴侣的美貌和成就的自恋光辉之中。

爱－性类型者对脆弱有着极大的恐惧。他们可能会意识到自己对伴侣的强烈情感，但会极力掩饰。当他们感到受伤时，他们刻板的骄傲就会显露出来，他们会等待伴侣主动和解。在他们投入精力营造完美的形象后，会担心如果缺点被揭露出来，可能就没有人会喜欢他们。他们也担心自己不能去爱任何人，不断地质疑爱是否存在。爱－性生存方式的关键特征如表 6-1 所示。

表 6-1　爱－性生存方式的关键特征

核心恐惧

- "我有一个根本性的缺陷。"

受损的核心表达

- "我爱你。"

基于羞耻的认同

- 受伤
- 被拒绝
- 有缺陷
- 感觉不被关爱和不讨人喜欢

基于骄傲的反认同

- "我不会让任何人再次伤害我。"
- 先拒绝
- 基于外表和形象的自尊
- 完美无瑕

现实

- 基于外貌和表现的爱不是真正的爱

行为特征

- 完美主义和批判主义，对自己和他人提出不可能的高标准
- 当不能达到他们制定的高标准时，对自己苛刻
- 持续地倾向于自我提高
- 倾向于锻炼、整形，想让他们强健的身体更加强健
- 错把仰慕当作爱
- 难以感觉到爱和性的连接，当敞开心扉时，就倾向于关闭性
- 很难维持关系
- 性方面的见诸行动或道德上的拘谨
- 自以为是、挑剔的、傲慢的
- 有动力的、强迫的、刻板的、黑白分明的思维方式

（续）

- 宁愿去做而不是去感觉
- 性行为是他们与身体接触的主要方式
- 诱惑，然后拒绝；总是先拒绝
- 以性征服为基础的性欲
- 害怕敞开心扉："我甚至不确定我是否知道爱是什么。"
- 竞争性
- 害怕屈服，难以允许爱情关系中的脆弱

能量

- 主要通过动作释放高能量：行动者
- 交感神经支配

呼吸模式

- 呼吸时像身着铠甲一样束缚住胸部

重要的是要记住，具有爱－性生存方式的个体经历过强烈的伤害和拒绝。为了避免被拒绝，他们会抑制自己的冲动，不去敞开心扉。他们小时候做的一个无意识的决定——"我再也不会让任何人这样伤害我了"——导致他们在被拒绝之前就拒绝了别人。

爱－性生存方式的成长策略

具有爱－性生存方式的个体前来治疗是因为担心他们的人际关系。他们在当前的关系中不快乐，或者他们有过一系列令人不满意的关系，并且为是否能拥有一段良好的关系而深感焦虑。

下面的故事很好地说明了一个具有爱－性生存方式的个体的典型关系模式。

罗伯特和杰西卡在青少年晚期时相遇，他们立刻感受到了强烈的身体吸引和性欲。他们在约会了九个月之后便结婚了，但是不久之后，罗伯特发现杰西卡对他的性吸引力开始减弱。他们两人之间强烈的性欲望都减弱了。罗伯特和杰西卡之间最初的性吸引力是强烈的，但当时他们之间几乎没有什么情感连接。随着他们关系的发展和爱的情感出现，爱和性的分离开始变得愈加明显。

　　杰西卡怀孕了。在她生下孩子后，他们双方的性兴趣都明显地下降了。罗伯特说，他仍然深爱着妻子，但是他开始觉得她更像一个妹妹，而不是爱人，在他的生命中，他第一次经历了阳痿。使情况更加复杂的是，由于杰西卡和孩子紧密地连接在一起，她失去了与丈夫发生性关系的兴趣。孩子需要杰西卡费心照顾，而罗伯特开始感到他受到了排斥并心生怨恨。他没有和妻子分享他的感觉，而是有了短暂的外遇。他在婚外情中体验到了强大的性能力，这使他确信，他对性的缺乏兴趣实际上是他妻子的"错"。杰西卡发现了婚外情，他们离婚了。

　　离婚后，罗伯特决定继续进行个人治疗。随着时间的推移，他逐渐意识到，对同一个女人，他既能感受到性，又能感受到爱是多么的困难。罗伯特开始从不同的角度理解他对杰西卡性无能的体验。以前，他一直在寻找改善方法。现在他已明白，他不是这一随机症状的受害者，他的阳痿可能只是一个信号，一旦他感觉到与一个女人在感情上接近了，焦虑就会出现，他的性欲就会减弱。起初，他只能把自己缺乏性欲理解为厌倦。后来，他开始意识到，他无法维持一段性与爱同时存在的关系与他一生尚未解决的爱与性的分裂有关。

解决方案

　　治疗任务包括帮助具有爱–性生存方式的个体认识到他们的关系模式（见表6-2）。由于他们早期的童年经历的投射，爱–性方式的人感到如果他们爱得越深，就越会有心碎的危险。他们害怕被拒绝，既是由于他们早期被拒绝的记忆，也反映了他们是多么拒绝他们自己。在情感层面上看，修通爱与性的问题需要学着允许自己更脆弱，更敞开心扉，并最终妥协。

表6-2 爱 - 性生存方式的治疗策略

- 在一段失败的爱情关系中的抗争提供了一个治疗和成长的机会
- 支持这些来访者从把双方不良关系归咎于伴侣，转向寻找自身在双方关系动力中的责任
- 学习识别并允许温柔和脆弱的感觉的情感是工作的中心主题
- 逐渐地努力支持并允许这些来访者对自己和他人呈现温柔而脆弱的情感
- 帮助他们加深对自身身体的认识，而不仅仅是美化或者物化他们的身体
- 支持他对如何依靠行动避免脆弱和潜在的受伤的感受进行正念认知
- 帮助他们明白，他们对理想化的自我形象的不断追求实际上强化了他们对自我形象的缺陷感和对不讨人喜欢的认识的羞耻感
- 帮助他们理解基于外表和表现的爱根本不是爱
- 处理他们僵化的、非黑即白的信念体系
- 努力去感受，随内心的反应去敞开心扉
- 处理与性有关的潜在羞耻感
- 致力于解决爱与性之间的分裂

对于具有爱 - 性生存方式的人来说，在成长中要学会屈服于爱并不是向另一个人投降，而是顺从于他们自己的感觉。当被问起他们生命中是否有某段时间对自己的内心深有感触的时候，他们常常会想起他们刚出生的孩子或他们深爱的宠物。当被要求回忆那时他们身体里的感觉时，他们描述了一种融化的感觉和一种内心的充实感，这帮助他们从一个不同的角度开始理解"敞开心扉"的含义。这可能是他们开始将爱体验为回报的第一步。

对于具有爱 - 性生存方式的人，即使是那些看起来最性感的人，也存在性的羞耻感。这些来访者必须修通对性的羞耻感，才能完成最终的整合。

对于爱－性型的人来说，在一段忠诚的关系中把爱和性结合在一起，可能会带来最深刻的脆弱性。爱－性分裂的最终疗愈得益于能够处理好与他们的性感受相关的许多意识和潜意识层面的羞耻感，以及去学习整合敞开的心和性。

结论：五种生存方式

NARM 方法的目标是帮助来访者体验和实践他们最初的核心表达方式，并恢复他们享有生命和快乐的权利。随着与核心资源重新建立连接并逐步加强，成长和变化就发生了。在治疗过程中，来访者了解到他们是如何将他们最初的环境失败融入他们的自我意识、身体和行为中，以求生存。总结如下：

- 连接型的人要学习他们曾经是如何隔离他人和否认生命的。他们要学会承认自己的需要和攻击性，并开始在身体中更充分地生活。

- 协调型的人要学习他们如何否认和拒绝自己的需要，在给别人他们自己想要的东西的过程中放弃自己。他们要学会协调地去表达和允许满足自己的需要。

- 信任型的人要体验到他们不仅背叛了他人，也背叛了他们自己。他们要学着放弃对控制的需要，学会寻求帮助和支持，并允许与他人建立健康的相互依赖关系。

- 自主型的人要学习理解他们如何给自己施压，挑剔自己。通过不断增强的自我参照能力，他们要学会发展自己的个人权威感并设定适当的界限。

- 爱－性型的人要体验到他们的自我接纳是有条件的，是基于外表和表现的。他们要学会敞开心扉，将爱与性整合起来。

五种适应生存方式的活力降低

图 6-1 呈现了五种适应性生存方式中的每一种生存方式的活力降低和扭曲的概况。此图应当自下而上地阅读。

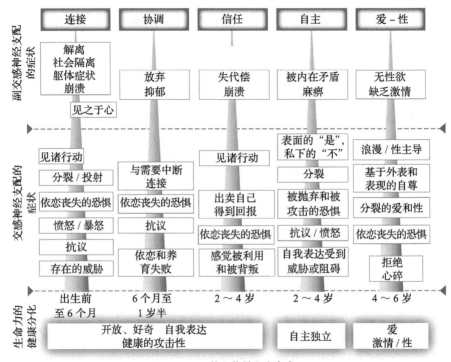

图 6-1 五种适应性生存方式中的生命力的扭曲

第二部分

连接生存方式

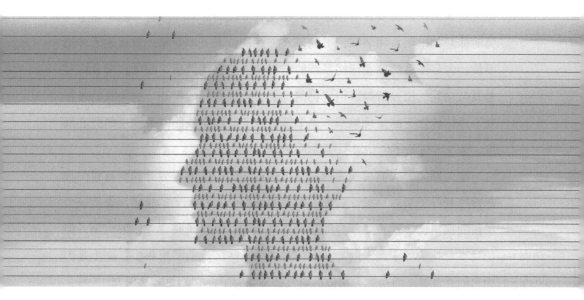

第 7 章

生理学与创伤

理解创伤对发展的影响

为了生存，身体在危险、疼痛、极度痛苦或受伤的情况下会发生大量复杂的生理改变。为了理解有创伤体验的儿童的核心困境，了解身体的信息交流、记忆系统及其生存适应机制是有价值的。对于那些可能不熟悉身体对体验的组织、调节和记忆的基本方式的读者，本章第 1 节概述了神经系统、内分泌系统以及记忆系统的结构和功能。我们所呈现的大部分内容是复杂功能的简要解释，但它仍然提供了一个整体的概述，引导我们理解在心理体验之下的生理组织。第 2 节概述了在面临威胁时所发生的身心反应，第 3 节讨论了创伤对早期生活的影响。

毫无疑问，我们关于大脑和身体的科学知识的发展为寻找更有效的临床治疗开辟了新的途径。然而，考虑到我们已知和未知的领域，保持一个平衡的视角仍非常重要。身体是极其复杂的，虽然研究令人印象深刻，但仍受现有技术的限制。例如，人们对大脑某些区域的了解很多，并不是因为它们更重要，而是因为当前的研究技术条件下，它们更容易研究。

即使 NARM 建立在现有的生理学和心理学知识的基础上，它也通过正念进一步发展，发挥身体与生俱来的智慧和惊人的适应性、创造力，奇迹般地带领我们超越了我们能够用意识和理智所能理解的范围。保持对身体智慧的敬畏是 NARM 的重要价值，因为它远远超出了目前所能理解的范畴。正是出于这种谨慎，我们研究了基于自我的生理学基础。

身体的交流和信息网络

人体内数十亿的细胞主要通过两个系统相互交流：神经系统和内分泌系统。这两个系统紧密结合、相互配合，共同监测和调节身体的许多功能。例如，在消化过程中，神经系统控制肌肉的运动过程，而内分泌系统直接调节养分的吸收，部署细胞的分泌和吸收活动，并影响发生在不同组织之间的信息交流。神经系统和内分泌系统是重要的信息传递者和调节者，它们负责维持身体生理的内稳态。

日益发展的医学研究发现，大多数疾病都是神经内分泌网络通信失调和紊乱的结果。失调的生理机能和紊乱的神经系统会对情绪和心理自我造成不良影响，而 NARM 追踪连接 / 中断、组织 / 紊乱，以及进行躯体正念的主要原则能够直接作用于这种生理失调和组织紊乱。

神经系统

虽然实际上只有一个神经系统，但它可以根据结构和功能分为几个部分（见图 7-1）。在结构上，神经系统分为两部分：中枢神经和周围神经系统。在功能上，神经系统有三大作用：检测我们的感官和内部器官接收到的信息，组织这些信息，以及激活适当的反应。

在本节中，我们首先简要介绍神经系统的分类，以便使读者了解其复杂的组织结构。然后，我们重点关注自主神经系统的交感神经和副交感神经分支的作用，因为它们在维持生理调节方面发挥着重要作用，同时也因为创伤对它们之间平衡的相互作用造成了破坏性的影响。

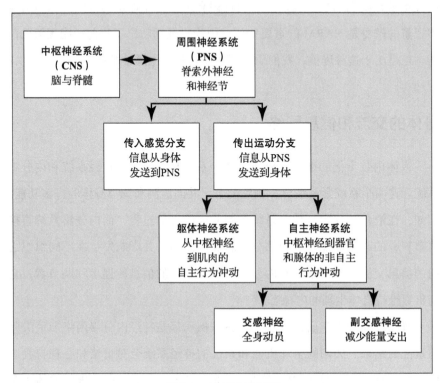

图 7-1　神经系统图解

中枢神经系统

中枢神经系统由大脑和脊髓组成。中枢神经系统有许多功能，它能够调节身体对其他人的直觉反应。有趣的是，直到最近，中枢神经系统作为共情能力中介的作用才逐渐明晰。

周围神经系统

周围神经系统由大脑和脊髓外的神经和神经节组成。它的主要功能是将四肢和器官连接到中枢神经系统的大脑和脊髓。在功能上，周围神经系统由两个部分组成：

- 传入感觉分支负责监测我们的外部环境和内部器官的信息。它将监测到的信息传递给中枢神经系统。然后，大脑整合并组织这些信息，为适当的行动做准备。
- 传出运动分支把运动信息从中枢神经系统向身体的各个区域发送，以便我们能够采取行动。运动分支包含两个部分：
  - 躯体神经系统，其自主运动功能受意识控制。这个系统将动作冲动从中枢神经系统传递到骨骼肌和皮肤。
  - 自主神经系统，其不自主运动功能不能受意识的控制。它主要监督无意识的身体功能，如心率和呼吸，并通过迷走神经系统介导我们的社交、信任和亲密的能力。该系统还将中枢神经系统的冲动传递到平滑肌、心肌和腺体。它的两个分支（交感神经和副交感神经）对从中枢神经系统接收的信号能非常迅速地做出反应。

自主神经系统

是好是坏？是熟悉还是不熟悉？是安全还是危险？自主神经系统评估事件和人对于生存的意义，并使身体做好采取适当行动的准备。在理想的条件下，自主神经系统的交感神经分支进行全身动员，使我们做好行动准备。当人处于压力之下时，神经系统的交感神经分支为他们处理压力或威胁情况做好准备：它启动攻击或防御行为所需的反应，称为战斗－逃跑反应。交感神经分支可以迅速调动行动所需的生理资源，刺激非自主的肌肉活动和增加腺体分泌；它能提高血糖，增加能量，加快心率，以增加肌肉的血液供应；它扩张支气管以提高呼吸频率，扩大瞳孔，增加出汗，加速精神活动，以及采取所有能让我们对威胁做出反应的行动。

自主神经系统的副交感神经分支通过减少身体的能量消耗来调节交感神经的激活，以保存能量。它帮助我们休息和再生，维持各种器官的有效活动水平，保持身体的内稳态。例如，它能减慢心率，降低血压，恢复正常呼吸，促进消化、肠和膀胱蠕动，并重新建立免疫功能。

除了少数例外，身体的器官都由自主神经系统的交感神经和副交感神经支配。当交感神经和副交感神经以连续不断的、交互的方式活动时，身体的内部状态是可调节的。在放松的自主平衡状态下，我们体验到自己是稳定的、强壮的、处于当下的和自在的。表 7-1 概括了自主神经系统交感神经和副交感神经的功能。

表 7-1 交感、副交感神经在应对压力或威胁时的身体反应

身体部位	交感神经刺激	副交感神经刺激
心脏	心率增加，收缩增强	心率降低
平滑肌		
立毛肌	收缩	无神经支配
消化道	蠕动减少	蠕动增加
肺	细支气管扩张	细支气管收缩
膀胱	松弛	收缩
眼：		
虹膜	瞳孔扩张	瞳孔缩小
睫状肌	无神经支配	收缩以助近视物
各部位的血管		
唾液腺	收缩	扩张
皮肤扩张	收缩	无神经支配
骨骼肌	扩张	无神经支配
内脏	收缩	扩张
外阴	收缩	扩张
腺体		
唾液腺	黏稠分泌物 / 低酶含量	稀释的分泌物 / 高酶含量
消化管	抑制	刺激分泌
胰腺	抑制	刺激分泌
肾上腺髓质	分泌	无神经支配
汗腺	分泌	无神经支配
肝脏	葡萄糖释放增加	无神经支配

迷走神经理论

自主神经系统比单一的交感神经和副交感神经更复杂。史蒂芬·伯格

斯博士创立的多重迷走神经理论，呈现了我们的大脑和神经系统的进化、分层发展是如何帮助我们在防御策略与安全和连接的社会参与感之间转换的，从而扩展了我们对自主神经系统的理解。

自下而上的进化

为了理解迷走神经理论的进化维度，以及自下而上和自上而下治疗的重要性，有必要记住，人类的大脑是自下而上进化的，而更高的中心则是由更低级、更古老的部分发展而来的。较新的大脑结构能够执行更多的适应性功能，它们建立在较古老的结构上，保留了那些有用的区域，慢慢精细化，并增加其复杂性。因此，人类的大脑和神经系统保留了我们的爬行动物、哺乳动物和灵长类祖先的特征。尽管有着分层的进化结构，健康的大脑和神经系统在很大程度上是作为一个整体来运作的。

- 首先出现的是脑干，它环绕着脊髓的顶部，并预先设定好调节身体过程和重要功能的程序，如睡眠－觉醒周期、心跳、呼吸和体温。自我调节和自我安慰的能力始于脑干的水平，即在迷走神经系统的背侧分支。

- 接下来，我们的爬虫类祖先发展了基底神经节，负责从重复的行为中学习行为和运动规律，然后将其自动化。大脑的这一部分使我们能够骑自行车或弹钢琴。

- 随着哺乳动物的出现，脑干周围出现了一个环形区域（limbic，即拉丁文中的"环"），被称为边缘系统，也被称为情绪脑。情绪和哺乳动物的养育行为、父母的照顾和玩耍的行为都是随着边缘系统的进化而来的。边缘系统为生物提供了强大的工具来提升适应环境变化的能力，即学习、记忆和社会化的开始。用最简单的术语来说，情绪边缘系统使用愉快和不愉快的刺激来组织和指导我们如何应对生活中的事件。边缘系统会影响记忆的编码，那些与个人相关的和唤起情感的事件更容易被记住。

- 最后，大脑皮层被认为是大脑中进化程度最高的部分，它带来了理性的思维，以及制订长期的策略和计划的能力，以精细地调整边缘系统和脑干的皮层下功能。前额叶皮质具有规划未来、直接关注任务、调节情感和控制自主运动的执行功能，是大脑皮层中最发达的区域。从大脑皮层的角度来看，它将我们的情绪和感官体验转化为语言（为非言语皮层下的信号创造一种叙述，并自下而上地进入意识），教大脑皮层用新的方式来理解和回应感觉和情绪。

工人、经理和高管

用一个比喻来说明大脑和神经系统的层次结构，那就是一个公司的组织。在我们身体的高度组织化的"公司"中，工作中的感觉神经元收集信息并将信息传递给脑干和边缘系统的经理，他们对其进行分类、储存，并将其发送给大脑皮层办公室里合适的高管。高管对收到的信息进行解释，并制订行动计划。一旦制订了行动计划，高管就会将其发回给经理，由经理讨论如何执行该计划，并将具体任务分配给工作中的神经元。这种比喻可能过于简化了，但它说明了在修复神经通信中断时同时采用自下而上和自上向下的视角的重要性。

迷走神经系统

伯格斯在他关于自主神经系统的开创性工作中，强调了两个迷走神经系统的演化：（1）起源于脑干的较老的环路，涉及诸如晕倒和解离等固定的防御策略；（2）一个较新的边缘环路，连接心脏和面部，既参与社交行为，又抑制交感神经系统的反应性。多重迷走神经系统的这两个方面分别被称为背侧迷走神经和腹侧迷走神经，并各自支持不同的适应功能。

- 背侧迷走神经是一种原始的、早期发展的"爬行动物"或"植物性"结构，它负责监督我们主要的防御性生存策略，并产生冻结反应。背侧迷走神经能激活躲避或假装死亡的冲动。在极度恐惧导致的瘫痪状态中，它会关闭代谢活动。

- 腹侧迷走神经是一种后发展起来的以哺乳动物边缘系统为基础的系统，通过社会参与来调节交感神经的激活，目的是缓解攻击性和紧张。它通过连接提供安全感。腹侧迷走神经支持通过眼神交流、面部表情、语调和倾听进行交流的能力，所有这些能力都在我们的社会交往中扮演着重要的角色。腹侧迷走神经也能使心脏舒缓：迷走神经张力（vagal tone）是指对心率的调节。当心跳减慢时，我们会感觉更平静，更容易建立连接。

多重迷走神经理论揭示了我们生理天然的适应性。伯格斯认为迷走神经系统的两个分支是分层的。首先，当社交是一种可能的选择时，较新的腹侧迷走神经会介导我们的反应；然而，如果不能通过爱的连接获得安全感，就像与抑郁、焦虑或解离的母亲在一起一样，这个系统就会启动背侧迷走神经：迷走神经张力降低，心跳加快，为生存做好准备。

多重迷走神经理论对帮助我们理解连接生存方式特别有用。当有早期创伤时，较古老的背侧迷走神经冻结防御策略占据主导地位，导致冻结、崩溃，并最终导致解离。结果，腹侧迷走神经不能充分发育，社会发展受损。因此，受创伤的婴儿倾向于将冻结和回避社会交往作为一种处理唤起状态的方式。这种模式具有终生的影响。在生理层面上，由于迷走神经刺激了喉部、咽部、心脏、肺和肠神经系统（肠道），早期创伤对这些器官系统的影响导致了各种各样的躯体症状。在心理和行为层面上，这会使社交能力严重受损，导致自我隔离，回避与他人接触，以及第 2 章和第 8 章中详述的许多心理症状。

神经系统的组成部分

在大脑中大约有 1000 亿个神经元，每个神经元都有 6 万～ 10 万个突触连接，这是一个巨大的神经元网络组织，具有几乎无限的潜力。当来自内部和外部的新信息进入神经系统时，它都会激活独特的相互连接模式，或者是由特定法则支配的神经簇。由于 NARM 的大部分工作都涉及神经系统的调节，了解神经系统生长、组织、调节和变化的一些规律是很有帮助的。

赫布定律

这条定律很简单：一起放电的细胞会连接在一起。如果两个神经元同时有电活动，它们就会自动形成一个连接。如果它们之间已有弱连接，突触连接就会得到加强。神经元放电将所有体验聚集在一起，形成记忆编码的神经元簇。事实上，人们认为神经元放电就是记忆。

这种以活动为基础的连接是所有学习和适应的基本机制。随着不断地学习，发展出新的神经元和树突的分支，使大脑发生改变并在现有神经元的基础上建立新的连接。我们可以得出这样的结论：在生理层面上，利用构建和修正神经系统中的神经元以及神经元簇放电模式的过程支持生长和疗愈。NARM 的治疗师通过自下而上的工作（通过特地放慢治疗中谈话的节奏来关注当下的感觉和情绪反应），给予了来访者新的学习机会，可以直接改变神经元连接，建立新的网络。

修剪

我们生来就有大量的突触，这代表了婴儿在创造出有关世界的内部地图和模型时可能需要的神经元之间潜在的连接。在新生儿期，神经修剪的过程就开始了：因为神经环路的发展取决于我们的体验，已激活的神经环路保留下来，而那些没有激活并纳入发展中的结构则被消除，只留下更具适应性的突触连接，这些过程遵循"用进废退"的规则。

神经系统通过体验来进行重塑。在面对安全或应激时，连接要么是被修剪，要么被加强。当应激水平持续升高时，连接边缘系统和皮质的神经通路则会被修剪，而其他更适应痛苦情绪的神经通路会形成并得到加强。因此，神经系统变得容易受到情绪失调和社会失调的影响。成年人的大脑和神经系统早年若经过痛苦情绪的塑造，在面对他们的症状时往往会感到无助，他们没有想象不同的生存方式的神经回路。幸运的是，大脑在不断变化。以资源为基础的治疗的目标就是刺激和培育有助于增强连接和稳定性的神经环路的发展。

感质与再入

与传统观念相反，大脑的运作方式并不像照相机那样可以拍摄整个场景，它更像是一个特征探测器，用来检测个别属性（如边缘、轮廓、线条方向、颜色、形状、音高、音量和运动），并在大脑不同的区域对其进行处理。术语"感质"（quale，复数形式为 qualia）指可分辨的现实属性，如绿色、圆形或热，一种感质（比方说绿色）通常不会孤立于其他属性（长、尖、冷）。由于大脑中没有像计算机一样的中央处理器，每个感质都在其各自的大脑区域进行处理，并有自己的神经网络。感质的体验是基于个体神经系统的连接和活动的。每一种感知都是在情感、动机和先验经验的指导和影响下，从个体感官线索系统提供的材料中积极建构而来的。一个人是如何体验感质是十分个人化的，并且也被认为是塑造个体意识的重要因素。

通过一个被称为"再入"（reentry）的过程，大脑将进入不同区域的信息汇总在一起，以绘制一张完整的蓝图去了解发生了什么。例如，进入视觉皮层的信息（黑色、红色）会自动连接到听觉皮层中的信息（大声的、突然的）：我们所看到的会影响我们听到的，反之亦然。我们对于感质的关注和我们大脑将它们融合在一起的能力构成了我们对现实的感知。研究者认为，再入可能是高级的脑组织独特的、唯一的、最重要的特征，是综合复杂的认知任务的重要组成部分。

正常情况下，各个方面的体验会聚集成一个连贯的整体。创伤的标志之一是不能将与事件相关的感觉印记整合成一个连贯的整体，即未能实现再入的功能。再入的相互作用通常和创伤有关，当再入的相互作用受到阻断时，未加工的感觉信息仍处于碎片状态。例如，来访者可能由蓝色引起症状，但没有相关联想来解释为什么这种特殊颜色会造成应激反应。因此，不完整的记忆碎片表层不会产生足够的回忆来进行充分处理。对于有精神创伤的个体来说，感质的缺失会干扰连贯叙述的能力，而事件的某些特征可能会变得过于突出以至于扭曲了回忆。

许多基于身体的干预措施解决了创伤造成的碎片化问题。例如，一个简单的问题（比如"你还注意到了什么"或者"当你谈论过去经历的时候，你正在想什么"）就能鼓励来访者打开自己的回忆，并把那些支离破碎的东西找回来。

匹配模式

每面对一个新的体验，大脑就会在新出现的神经元活动模式与记忆中已有的模式之间寻找匹配。这种模式匹配过程给我们带来的一种可识别的熟悉感。本质上，感知是通过对比过去和现在而产生的。

因为感知的进化促进适应和生存行为，信息加工的效率和速度则显得至关重要。大脑检测到食物、敌人和伴侣的速度越快，那么我们生存的概率就越高。这种对效率的追求促进了大脑结构中各个知觉系统分化的发展。

- 第一条感知路径是基于生存的快速反应，即匹配模式从最小范围的环境线索中，采用最短的途径，将感官刺激直接传递到杏仁核。这类似于一个警报，用以激活身体"战斗 - 逃跑"的激素释放。这种反应快速的紧急通路绕过了执行皮层，为求速度牺牲了准确性和分辨力。然而，在弱肉强食的世界里，这就会是生死之别。

- 第二条感知路径会寻找匹配模式的细节特征，因此速度会慢得多。这一途径从结构更复杂的执行皮层延伸到海马，提供感觉分辨能力，使我们能够评估、调节和抑制受杏仁核调控的行为，这些都是基于汇总的信息得到的自动反应。这一机制表明，有意识的觉知有助于减少恐惧和"战斗－逃跑－冻结"的反应。

各个知觉系统遵循模式匹配的规程：（1）为了减少消耗，大脑会根据刚刚够的细节信息，进行快速评估，实现"足够好"的匹配。如果评估结论是危险，杏仁核对此最少的信息产生响应；（2）如果不能匹配，大脑将继续寻找更多信息，直到找到合适的匹配项；（3）如果仍未匹配，则会生成新的体验类别，其模式存储在记忆中用于后来的匹配。

模式匹配表明，人们倾向于将当前事件与过去事件混淆，或重复体验过去的痛苦。因为大脑起初寻找的是过去和现在事件之间"足够好"的匹配，我们往往会过早地下结论。我们倾向于"看到"我们以前看到的或者预测会再次发生的事件。从神经学角度出发，与其说是我们在重复同样的经历，不如说我们是在通过过去的偏见来解释现有的情况。例如，一个孩子看到以前从未遇到过的动物，如浣熊，可能会说是"猫"，因为它符合记忆中已存在的"毛茸茸的动物"这种一般模式。然而，有意识地关注细节，就会产生一种关于新品种的动物的感知。通过鼓励有意识地关注细节，能够提高知觉的准确性，以创造新的经验类别。

因此，心理治疗可以被理解为一种治疗方法，通过有意识地关注日益具体的细节，以提高知觉的准确性，将过去与现在分开，并在必要时产生新的体验类别。

在收集到所有数据之前，受过创伤的、高度警觉的大脑就会进行模式匹配。受创伤的个体会对触发事件做出反应，好像他们被重新暴露在原来的创伤中一样，创伤所引起的生理性反应，就好像自己还生活在过去一样。通过正念地专注于当下，NARM 打断了快速的"战斗－逃跑"驱动的模式匹配反应，并挑战了来访者知觉预测的准确性。通过减缓来访者回忆的速度，增加感觉的分辨力，支持回归当下，重新评估基于过去的认同。

敏感窗口期

知觉的正常发展需要大脑在特定的时间范围内接受特定的刺激。例如，生命开始的第一年里，有一个依恋发展的敏感窗口期。依恋可以介导自我调节能力。虽然在生命早期阶段，大脑发展有特定的敏感时期，但幸运的是，其成长并不仅仅局限于这些窗口期。研究表明，贯穿我们一生，重复的新刺激会触发基因进行转录和翻译，产生新的蛋白质，以刺激新的突触生长。生命周期中，神经细胞的每个部分都可以通过我们自己不断变化的体验而改变。这种"可塑性"表明，由于大脑和神经系统的接受性显然是不固定的，是开放可变的，所以提供一个充满刺激的环境是治疗的关键。在 NARM 中，关注的是获得有益的资源，支持探究和开放的好奇心，追踪连接的运动发展、扩张，培养活力所带来的积极情感，加强认知功能，以便与生命力的生成性驱力重新连接。

可塑性和持久性

显然，大脑在神经环路的持久性和可塑性之间取得了平衡。大脑的可塑性是我们学习、改变和适应能力的一个基本特征，也就是为解决我们的需要所带来的问题而形成的方法。

对于诸如学习数学理论或新词汇之类的功能，大脑表现出了很强的可塑性，从而促进新的学习。然而，在情绪的边缘环路中，大脑更多呈现的是环路的持久性，而可塑性较少，从而确保心理发展的稳定性。正是神经环路的持久性可以保证儿童依恋的持久发展，而我们作为成年人，可以继续寻找熟悉的、舒适和安全的关系，并对此产生强烈的反应。大脑的可塑性是我们学习和改变能力的一个基本特征。它的持久性有助于我们心理发展的稳定，使我们能够建立持久的依恋。大脑是一个具有可塑性的器官，可以不断进行完善，具有持续终生的发展能力。我们不会受困于我们的基因或者环境，这对于深陷于创伤所带来影响的来访者来说是一个好消息。

内分泌系统

内分泌腺体制造出了一个化学的信号网络，使整个机体处于平衡的控制中，并调节重要的代谢活动。内分泌系统通过营养的吸收和废物的处理，来维持细胞不断的生长、分解、再生，以及体内平衡。换言之，健康的维持取决于良好的内分泌系统功能，因为其与神经系统紧密相关，所以这两个系统通常被一起称为：神经内分泌系统。

内分泌系统内的主要腺体位于身体的不同部位：松果体、下丘脑、垂体、甲状腺和甲状旁腺、胸腺、肾上腺、胰腺、睾丸和卵巢。这些腺体产生的激素（化学信使）携带着信息通过血液传递到靶向器官，这对于发挥良好的功能至关重要。每种激素都针对特定的细胞类型，它们有特定形状的受体，激素可以像船到达"码头"一样被接受。细胞收到了激素所传递的信息，就知道该做什么。如果没有激素，细胞则处于闲置状态。当激素传递信息时，细胞内会发生连锁反应，使其能够进行新陈代谢。

应激反应

汉斯·塞利（Hans Selye）博士在 20 世纪 50 年代首先描述了应激反应。他提出了全身适应综合征模型，描述了身体如何应对外部应激源，以及心理应激是如何影响身体疾病的。塞利提出的理论认为，因为应激造成体内激素的长期变化，所以应激是导致疾病的主要原因。他认为身体用于处理应激的适应性能量是有限的，持续暴露于应激源，这种能量就会减少。当人遭受过创伤时，应激会长期处在高水平状态，身体会失去适应或恢复的能力，导致肾上腺反应迟钝或衰竭。

塞利还发现，应激的影响不仅依赖于应激源的强度和持续时间，还取决于个人所采取的应对策略。在早期发展性创伤的情况下，考虑到这一点尤为重要，因为无助儿童的应对策略往往没有得到进一步的发展。

此外，目前有证据表明个体在早期处于冻结的状态时，副交感神经处于一种保守的退缩状态，这影响了 DNA 修复的能力，疾病的易感性也随之增大了。

下丘脑 – 垂体 – 肾上腺轴

塞利的研究阐明了后来所谓的"下丘脑 – 垂体 – 肾上腺轴"(hypothalamic-pituitary-adrenal，HPA) 被反复激活所产生的生物学后果。他认为，HPA系统是应激反应的核心。

HPA 轴管理神经系统和内分泌系统之间的相互作用。理解它在创伤中所发挥的作用是有益的，因为它广泛的功能范围，几乎影响了身体的每一个器官和组织，包括大脑。HPA 轴涉及情绪障碍和许多疾病的神经生物学机制，包括焦虑障碍、双相障碍、失眠、创伤后应激障碍、边缘人格障碍、注意缺陷多动障碍（ADHD）、重度抑郁发作、倦怠、慢性疲劳、纤维肌痛、肠易激综合征和酒精依赖。

HPA 轴由下丘脑（负责连接神经系统与垂体）、脑垂体（分泌九种可以调节内稳态的激素）和肾上腺（肾脏上方的小锥形器官，释放应激激素）复杂的相互作用而组成。HPA 轴对于调节至关重要：有助于调节体温、消化、免疫系统、组织功能、生长发育、情绪、性行为和能量使用。

在发展性创伤的案例中，随着忽视和虐待加剧，应激激素持续地发出危险的信号，HPA 轴进一步失调。在一个年幼孩子脆弱的大脑中，不仅连续的应激激素的释放会导致失调，带来可怕的影响，同时也会剥夺体内所有重要的阿片类物质，其本是可以带来"一切都好"的连接和感觉的物质。

交感神经 – 肾上腺髓质系统

交感神经 – 肾上腺髓质（sympathetic-adrenal-medullary，SAM）系统的机制为身体准备了大量需要输出的能量，用于战斗 – 逃跑反应。此外，如果人受到了伤害，交感神经 – 肾上腺髓质就开始产生对于生存有必要的变化。

SAM 的反应在身体中引发了一系列广泛的变化。肾上腺髓质（肾上腺的中心）释放肾上腺素和去甲肾上腺素进入血液。这两种激素是交感神经系统的强效刺激物，在身体内稳态的改变过程中有重要的作用。肾上腺素和去甲肾上腺素可以加快心率和呼吸，增加肌张力，收缩血管，将血液从内脏转移到肌肉组织，提高血压和血糖水平，并减少胃肠蠕动。它们还会引发瞳孔放大、肌肉抽搐和颤抖、皮肤毛发竖立、唾液的流动停止。由于预期可能会受伤，血液中肾上腺素升高会释放纤维蛋白原以加快血液凝固，并向大脑释放信号，让其释放内啡肽和其他内源性阿片类物质，而这些都是人体天然的止痛药。

发生在 HPA 轴和 SAM 反应过程中的这些巨大的变化，往往伴随着强烈的情绪：愤怒、厌恶、恐怖或喜悦，以及"一切都好"的感觉。当 NARM 治疗师希望追踪身体感觉的变化时，他们会鼓励来访者体验当下，而不是认同内分泌系统变化的影响。

情绪

身体的内部功能，特别是内脏运动（呼吸、消化、血压、体温控制、生殖等）都对生命的延续有着重要的作用，对主观情绪体验的世界也是至关重要的。内脏的自主神经支配几乎没有意识控制，但内脏体验是我们的认同感和适应能力的关键。婴儿对负面情绪的反应是本能地收缩，他们通过内脏和关节的高度收缩，以及调节眼睛、耳朵和颅底的张力来管理高强度的激活。在童年时期形成这些模式的成年人已经对它们产生了习惯，并在一生中持续使用同样的肌紧张和内脏收缩的模式。

情绪唤起或当一件事压倒我们的安全感时，会引起各种大脑的变化。情绪高涨或情绪缺乏都会产生身体的变化，导致自主神经失调和心身疾病。

- 为了应对外部危险，情绪加工从负责注意力、动机和目标监测的额叶皮层转移到负责警惕的后皮层。

- 与强烈情绪和应激相关的疾病往往伴随着认知损害，如记忆力减退、注意力下降以及思维不连贯。额叶活动的减少似乎引起了如抑郁症等相关障碍的情绪淡漠和注意力下降。

- 在长期自主神经高度唤起的状态下，皮质醇持续升高会损害免疫系统，导致溃疡形成、海马细胞的活动减少甚至萎缩，并对内脏组织以及心血管系统造成损害。

- 高水平的情绪唤起也会引发焦虑和惊恐的生理症状，如肌紧张、心悸、血压升高和呼吸困难；反过来，肺和肠道功能的自主神经失调可能在哮喘和肠易激综合征的病理过程中有重要的作用。

内脏 / 情绪失调导致的功能障碍仍然在不断增加。强迫症状似乎是由一个在检测环境危险的大脑区域中的固定神经开关所引起的。成瘾性疾病、进食障碍和酒精依赖源于大脑奖赏系统的功能障碍。焦虑谱系障碍（焦虑症、惊恐障碍、恐惧症）、心境障碍（双相障碍、心境恶劣）、边缘型人格障碍和其他许多症状逐渐被越来越多的研究者认为是在神经生物学的基础上导致的情绪紊乱。这些情绪紊乱可能起源于早期依恋关系的失败或环境崩溃。这些身体的紊乱引起了个人对自己内心世界的关注，有时会危及他关注外部世界的能力。

记忆

被我们视作理所当然的"世界"，其实是我们记忆中的世界。记忆是一个重建过程，每当我们进行回忆时，它就会在大脑中作为新信息被接收。由于检索到的记忆不是过去的精确复制版，所以在一个安全和有丰富支持的地方来复述苦难的记忆可以减少它们相关的痛苦。一位共情的治疗师当下的陪伴，在当前的安全环境中恰当地运用滴定技术，激活了新的神经元放电，能够在旧的记忆中加入积极的联想。这些新的神经元激活将安全感和舒适感编码入创伤回忆中，从而为修改和转变我们的创伤反应创造了机会。

外显和内隐记忆

我们不必进行有意识的记忆，就可以主动地影响我们的思维、感觉和行为。我们的长时记忆可以分为两个大类：外显记忆（有意识的记忆）和内隐记忆（无意识的记忆）。

- 外显记忆：通常，当我们想到记忆时，我们想到的就是外显记忆。它保存所有的视觉、声音、气味、对话以及我们意识到的思维和想象。它也保存个人和客观事实，这是我们理解世界的基础，如出生日期、总统是谁，以及有关特定个人事件的自传体记忆，这些独特的事件定义了我们的生活，如昨天拜访的朋友，去年的生日庆祝会。外显记忆很容易通过图像和文字被意识到。

- 内隐记忆：内隐记忆存储的信息已经超出了我们的意识和语言经验。因此，即使它不断地影响我们当前的功能，但它对我们来说不像是记忆，而在感觉上更像"我们是谁"。内隐记忆包括形状和形式的记忆，对运动技能、习惯和常规动作等的身体记忆，以及对我们情绪和关系反应的记忆。由于内隐记忆具有非概念性和非言语性，因此很难用语言的方法来研究其内容。使用自下而上的方法和共情技术更适用于探索内隐记忆所编码的体验。

大多数研究躯体化问题的作者都认为，躯体化问题的根源在于婴儿和照顾者的同调失败，并且这些失败铭刻在内隐记忆中。大脑－心理－身体之间的基本关系，特别是当涉及建立自我调节的基础能力的过程时，会在潜意识中快速自动地发生。治疗可以通过促进感觉感知的发展，将非言语的体验转变为已知的体验，从而发展自我认知和自我组织的能力。

认识内隐关系

我们是如何本能地确认一个人是安全的，怎么知道新认识的人是真实的还是虚假的？婴儿观察的研究表明，婴儿出生时便拥有大量对关系的认识。他们表现出对接触的期待，并对所期望的爱的连接紊乱而感到不安。这些关系模式在婴儿的行为中都可以被观察到。这种普遍的人类体验植根于所谓的"内隐关系"中。作为成年人，我们在真正与他人连接时，可以体验到发自肺腑的认可和一种热诚的扩张感；连接失败时，会体验到发自内心的痛苦。当真正遇见有意义的关系的那一刻或者发生有意义连接时，喜悦油然而生，所有人都认为这是活力的源泉，为我们注入对生命的渴望。许多成年人对关系性创伤的记忆，都涉及他们在面对自己内心深处善良本性遭到破坏时所体验的愤怒。

情绪、记忆和创伤

将我们所看到的、听到的、感觉的和思考的内容转化为记忆，直接关系到我们对所接收到信息的关注程度。这种关注程度与我们在特定情况下所感觉到的愉悦或厌恶有关。当检索记忆时，与其相关的丰富或匮乏的情绪影响我们记忆的内容和质量。为了掌握情绪对我们思维的影响，我们必须牢记理性皮层植根于早期的情绪边缘系统。并且，大脑皮质和边缘系统是不可分割地交织在一起的。实际上，我们有两种心理过程，一种是思考，另一种是感受，这就是理性头脑和感性心灵的经典二元性。情绪大脑是思维大脑建立的基础。

虽然情绪的唤起通常会增强我们的记忆力，但过度高水平的情绪唤起会损害记忆。在严重创伤和创伤后应激障碍（PTSD）的患者中，血液中皮质醇水平增高可能导致细胞损伤，甚至导致海马系统完全关闭，引起外显记忆障碍。在这种情况下，受创伤的个人无法用言语表达他们所经历的事情，他们的记忆内隐地表现为解离行为、惊吓反应、噩梦、视觉和躯体的闪回[⊖]。

状态依赖性记忆

有研究明确表明，在一定情境中所习得的体验，无论是内在的（情绪），还是外在的（环境、位置），当我们处于类似的内部或外部环境时，都更容易回忆。例如，如果我们感到悲伤，就更有可能回忆起悲伤情绪中编码的事件。记忆与我们回忆时所处的状态越相似，记忆就越强，我们就越有机会重温这些记忆，而不仅仅是回想。我们编码时所处的状态和记忆时所处的状态间的密切关系被称为状态依赖性的学习和记忆。

在处理创伤时，为了避免过度的退行和过去经历的创伤再现，管理状态依赖性记忆就尤为重要。这就是为什么在 NARM 中，专注于过去和现在的双重意识是一个重要的方法，不是要记住创伤而是去避免创伤的再现。

理解创伤反应

面对威胁，人类和动物都有可预测的生理反应。在此，我们描述四种与发展性创伤特别相关的主要反应：防御 - 定向反应、过度警觉、战斗 - 逃跑 - 冻结反应和探索 - 定向反应。

⊖ 创伤后应激障碍患者反复发生的闯入性的创伤性体验重现的症状。——译者注

防御 – 定向反应

防御 – 定向反应是对威胁的第一自然反应，以下是根据躯体体验疗法改编的、短小的引导性幻想，有助于引起防御性反应的直接经验。当你进行练习时，觉察你的身体体验和反应是很重要的：

想象你独自在家，很放松地躺在床上看书，没有在意任何人。突然，你听到巨大的响声。此时你注意到身体的第一反应是什么？

大部分人会报告有肌肉收缩和情绪唤起，这是一种惊吓 – 骤停反应。当面对可能或实际的威胁时，身体进入骤停反应：我们屏住呼吸，变得动弹不得，停止所有的活动，我们的注意力集中在我们的感官上，尤其是视觉和听觉上，对这个练习通常的评论是"我的耳朵竖起来了"，或者"我开始环视四周"。我们为什么要这么做？

显然，我们很难确定威胁的性质，我们想知道它是什么，从哪里来，我们用眼睛和耳朵去确定威胁的来源，主要利用视觉和听觉来寻找真正的或者可能的危险。这为什么很重要？

识别威胁的性质可导致三种行为之一：战斗、逃跑或者冻结。如果发现了真正的危险，有三种可行的办法：与危险做斗争、逃离，或者保持完全静止以便不被发现。

想象一下，你确定了威胁的来源仅仅是风吹动树枝撞击窗户。现在你的身体发生了什么变化？

你开始放松。你的身体，尤其是脖子、肩膀和眼睛的紧张感消失了。当我们意识到没有威胁时，就会重新回到放松的状态。

当神经系统中的防御 – 定向反应仍然没有完成的时候，个体就会持续地感到威胁。在过度警觉的状态下，人们总是在寻找危险，并可以在这种状态下度过一生，直到防御 – 定向反应完成。

过度警觉

当个体被困在一种无法解决的、持续的防御－定向反应中时，即使外部威胁不再存在，他们也会继续观察环境中的危险。这种持续的观察在传统上被称为"过度警觉"，它是试图寻找危险的结果，而不能真正地意识到危险并不是来源于外部。然而，它仍然是由神经系统内未释放的高度唤起所驱动的。（低警觉的相关症状包括对威胁的意识减弱和不足，稍后将在解离反应下讨论。）有早期发展性创伤的个体由于其心理弹性范围小，缺乏攻击性（包括战斗－逃跑反应），更容易受到后期创伤的伤害。早期创伤越严重，他们的心理弹性就越差，症状也就越严重。

战斗－逃跑－冻结反应

从本质上说，战斗－逃跑反应的目的是让我们做好准备，在面临威胁时自卫，或者在无法自卫时逃跑，战斗－逃跑反应是由自主神经系统的交感神经的高度激活所介导的，为身体的自我保护和生存做准备。冻结反应是由自主神经系统的副交感神经所介导的，其分两个方面：（1）作为一种高强度和稳定的防御机制和保护反应，包括人类在内的所有动物都用这种反应来避免捕食者的注意；（2）当战斗－逃跑不可能实现时作为崩溃后的退路。

用来解释战斗－逃跑－冻结的常见比喻是将自主神经系统的交感神经比作汽车油门，把副交感神经比作汽车刹车。在创伤中，交感神经完全激活（也就是我们说的把油门踩到底）以调动大量的战斗－逃跑生存能量。与此同时，副交感神经也在紧急刹车，试图调节危险的交感神经高度激活。从本质上讲，油门和刹车是同时踩到底的。结果是自主神经系统的两个分支都出现了高强度的张力：发动机高速转动，刹车踩到底，使汽车处于停顿状态。这种自主神经系统两个分支都处于高张力的停顿状态是一种特殊的冻结反应，被称为强直性静止。强直性静止状态不应与崩溃反应相混淆，崩溃反应是一种自主神经系统的副交感神经占主导地位的冻结状态。

探索－定向反应

　　包括人类在内的所有动物在安全情况下都会回归到"探索－定向反应"。当人没有受到威胁时，好奇心被探索周围环境的欲望激发，是未受创伤的身体向外的自然活动。在任何健康的幼儿、小狗或者小猫身上都可以简单地观察到探索－定向反应在行动中的表现。世界在他们的掌控之中：他们对"一切"都充满好奇，他们的探索是快乐的，充满了发现。这种开放的好奇心是正常的无创伤状态，当个体完成了防御－定向反应的生物序列时，它就会再次出现。

创伤对早期发展的影响

　　早期的创伤是压倒性的、混乱的和痛苦的。当创伤持续存在或者未被解除时，身体会出现高水平的系统性唤起和应激反应，表现为内脏失调、肌肉收缩与麻木、分裂和破碎的解离过程。

休克性创伤和发展性创伤

　　休克性创伤——急性破坏性事件导致个体在恐惧中即刻冻结——在临床中被诊断为创伤后应激障碍并进行治疗。在单一事件的休克性创伤中，防御－定向反应是压倒性的，无法进行战斗－逃跑反应，个体在不完整的防御－定向反应中陷入困境。治疗的目标是帮助个体解冻并完成战斗－逃跑反应。

　　发展性创伤导致持续的自主神经激活，形成导致生理和心理发展缺陷的慢性模式。在发展性创伤中（包括早期的特殊休克性创伤，即持续的严重情感失调，比如依恋创伤，以及持续的虐待或忽略）其生理反应可能与休克性创伤相似，但创伤本身的动力是完全不同的。在通常情况下，在发展性创伤中，没有单一的创伤事件，而是持续的忽略、虐待和情感失调。发展性创伤的早期性和长期性，以及父母是施暴者的相关因素，构成了这本书中所描述的治疗挑战。

目前对发展性创伤的研究表明，早期虐待和忽略的长期累积效应对大脑发育不利，对神经系统、内分泌系统和记忆有负面影响。许多研究表明，人际关系创伤比来自非人类或无生命来源的创伤更具影响力。事实上，人们现在认为严重的人际关系创伤可能会强大到超出个人应对能力的各个方面。

由于人际间的虐待、忽略和依恋失调导致的终生心理和生理缺陷，研究者正在酝酿一种发展性创伤的新的诊断类别。贝塞尔·范德科尔克（Bessel van der Kolk）博士等人呼吁采用这种新的诊断类别，他们表示，创伤在生命最初十年中的影响最为广泛。被虐待的婴儿和儿童通常会患有包括认知、语言、运动和社交技能在内的广泛发育迟缓。PTSD 的诊断标准对发展问题不敏感，因此不能充分描述持续的早期创伤、虐待和忽略对儿童发展的影响。慢性家庭应激和人际关系创伤，尤其在生命早期，增加了发生心理、社会和生理紊乱的风险，其症状和治疗与传统的 PTSD 明显不同。新提出的发展性创伤的诊断涉及生命早期发生的持续性创伤的几个独特的关键方面。正如我们在这本书中所展示的，发展性创伤会导致神经生物学、行为、发育和身体健康方面的慢性变化，导致认同扭曲和系统性失调。

发展性创伤可能是当今世界上最重要的公共卫生问题之一。据估计，仅在美国每年就有近 300 万儿童受到该问题的影响。由于创伤后应激障碍不涉及发展问题，也由于发展性创伤不是公认的诊断，儿童经常被误诊为多动症和双相障碍。大量儿童本可以从治疗中获益，却由于诊断不准确而被遗漏、贴错标签或受到不合理的治疗。一个公认的诊断将打开资金渠道，资助针对这一人类发展的关键领域的适当治疗方法的研究和开发。

长期高度唤起对早期生活的影响

动物应对威胁的策略之一是逃到安全场所，它们奔向地洞、逃往洞穴或任何其他安全的地方。当婴儿或幼儿经历早期休克创伤或依恋创伤时，这种威胁是逃避不了的。无论威胁是在子宫内，还是在出生时或以后的生活中，没有不依赖照顾者提供的安全处所，婴儿是完全依赖他人的，无论出于什么原因，当他们的照顾者不能提供安全感或者照顾者是威胁的来源时，婴儿会感到他们唯一的家是不安全的。这就建立了一种世界是不安全的终身意识。**创伤越早，对生理和心理的影响就越大。**

当有早期创伤和发展性伤害时，个体可能会"陷入"防御－定向反应。人类面临的问题是，未被释放的高度唤起状态使我们能够进行战斗，产生威胁感，从而触发更多的防御－定向反应，并建立一个持续的、影响身体所有系统的痛苦循环。一旦真正的威胁过去了，解决威胁感的策略是必须解决现存于神经系统本身以及记忆和身体每个细胞中的威胁源。

长期威胁的影响

当威胁是长期性的，危险永远不会消失，没有解决的可能时，比如身处于虐待性的家庭中，整个机体持续地处于防御－定向反应中，神经系统持续处于交感神经高度兴奋和警惕的状态。在早期或严重创伤的情况下，当婴儿无法反击或者逃避威胁时，唤起水平可能会高到危险的程度，以至于可能会使神经系统超负荷，而且常常如此。持续处于永久的、痛苦的高唤起中，唯一的选择是进入冻结这样的后备状态，婴儿和幼儿通过使自己麻木来完成这个过程。在防御－定向反应完成，高水平的唤起从神经系统被释放之前，孩子会继续感到环境不安全，即使实际的威胁已经消失。被锁定在一个未解决的防御－定向和冻结反应可以成为一个终生的状态，正如我们在个人连接生存方式中看到的一样。

正如彼得·莱文博士所证明的那样，强直性静止和其他类型的冻结反应是有时间限制的。当威胁过去后，动物通过让自己的身体颤抖来摆脱交感神经的强烈刺激，从而恢复正常的功能。然而，在面对长期威胁时，当胎儿、婴儿或儿童仍处于持续的冻结状态时，他处在副交感神经支配的崩溃状态中。当崩溃和威胁继续存在时，个体通过将他们的意识从持续的痛苦经历中分离出来，在这种无法忍受的状态中寻求安慰。他们与身体体验和有威胁的环境连接中断。这种中断是一种终身解离模式的开始。

心理弹性范围

在躯体体验疗法中，"心理弹性范围"这个术语描述了个体的整体应对能力。这个定义包括个体自我调节和自我安慰的能力。在 NARM 中，心理弹性范围还包括个体获得他的核心能量或基本生命力的途径。

体内高水平的唤起、冻结和解离会阻止一个人接近他的生命力，并造成心理弹性范围的缩小。早期创伤的悲剧在于，当婴儿在大脑和神经系统在完全发育成熟之前就采取了冻结和解离的方式，他们的心理弹性范围就会大大缩小。除了童年时期的正常挑战外，完成后期的发展任务会变得更加困难。这些人被困在冻结 - 解离的状态下，缺乏健康的攻击性，包括战斗 - 逃跑反应。此外，他们的社会参与能力受到了严重削弱，使他们更加脆弱，更难以应对生活中挑战和后期的创伤。

连贯性

连贯性是指系统的每个部分与其他部分以及整体之间的关系，是系统内部和系统之间积极合作的反映，并且被体验为整个身体的放松感、有组织感和统一感，通常是内部和外部资源整合的结果，使得身体各系统间顺畅互动。

从发展的角度看，外部资源是我们早期环境中被视为支持性的元素，帮助我们学会自我调节，为我们的生活提供安全感、意义和归属感。天生的内部资源包括遗传性的心理弹性和普遍的适应性。额外内部资源的发展是支持性的积极生活经验的结果。

随着儿童的发展，内部资源和持续不断的外部资源的可用性逐渐促进身心各层次的一致性和组织性。无法整合创伤经历的人往往会丧失吸收新体验的能力，他们的发展在某一点上停滞不前。创伤的心理后果是适应过程的崩溃，而适应过程通常会产生一种对自我的完整、连贯、统一的感觉。

传统心理学强调连贯叙事的重要性。我们要理解连贯性叙事是躯体连贯性的反映，这有助于形成一个积极的疗愈循环，在这个循环中，不断增强的躯体连贯性支持自下而上、越来越连贯的叙事，而越来越连贯的叙事则自上而下地加强躯体连贯性。身体的连贯与激活状态之间不同的生理标志如表 7-2 所示。

表 7-2 连贯与激活之间不同的生理标志

连贯	激活
呼吸慢且深	呼吸急促、紧张
无肌肉紧绷	肌肉紧绷或者疲弱无力
呼吸以稳定的节奏波动全身	呼吸不连贯，在身体各区域之间不流动

结论

NARM 是一种实现体验自我、体现自我和与自我关系协调的科学方法。通过躯体正念，NARM 使用身体的自然调节机制来支持大脑与感官体验的关系，以及对感官体验的诠释。躯体正念是一种自下而上的非言语自我反省技能，它帮助我们检查身体、大脑和自我之间的内部关系。它支持处在当下，否定基于羞耻和骄傲的认同。NARM 通过探索我们当下有意识的体验与我们无意识地保持在内心编码的记忆之间的联系来促进调节的能力。NARM 通过帮助来访者增强对应激和高度唤起的耐受，来寻求扩展组织体验的下行和上行神经网络。通过这种方式，我们可以更好地了解我们对想法的感受以及我们对感觉的想法。

NARM 的原理、工具和技术是一种独特的方法，通过鼓励建立新的神经连接、易化神经互连和修复神经缺陷，有助于稳定神经系统的激活，我将在第 10 章中详细描述。例如，通过将资源作为 NARM 治疗的中心，同时支持对我们自己和他人更多的同情，治疗是在支持性的背景下进行的，使来访者获得建构大脑积极体验的能力。许多原本被视为纯粹心理障碍的疾病现在正被重新考虑与神经生物学相关因素和机制相关。考虑到创伤会损害大脑本身，NARM 支持技能建构技术的发展，为受损的功能带来组织性和可调节性。

第 8 章

认同的起点

理解连接生存方式

随早期创伤而来的生理失调是心理自
我不稳定的根源。

当个体不得不应对早期的威胁，以及因为未解决的愤怒和未完成的战
斗－逃跑反应所引起的高唤起时，适应性生存机制会在各个体验层次上发
展：行为、情绪、关系、身体和生理。表 8-1 中说明了看似不同的问题反
映了个体在连接生存方式发展过程中可能出现的症状。不同的症状反映了
系统性失调和早期创伤如何演变成创伤后应激障碍。正如我们即将看到的，
这种系统性失调破坏了连接能力和社会交往能力，并且也是那些经历早期
发展性／关系性创伤的人的诸多躯体、情感、行为和认知症状的线索。

早期创伤及其相关的生理失调常常是自卑、慢性焦虑和抑郁症等心理
障碍的根源。由于早期创伤所致的有意识与无意识的基于羞耻的认同，带
来诸如缺乏归属感不受欢迎、被拒绝、不值得被爱、差劲、老犯错，甚至
像个异类或不像正常人的感觉。具有连接生存方式的个体会感觉自己作为
局外人，与自己和他人的连接都中断了。他们不明白创伤性体验影响他们
的认同是由于他们无法改变环境的影响。具有这种连接生存方式的人常常
觉得自己是"扫帚星"。

表 8-1　识别早期创伤的症状

你是否更喜欢通过独处来恢复能量，而不是与他人待在一起？	是	否
你是否很小就戴上了眼镜？	是	否
你是否对周遭环境敏感，对很多东西过敏？	是	否
你是否有偏头痛、神经衰弱、肠易激综合征或纤维肌痛？	是	否
你是否经历过产前创伤，诸如宫内手术、早产或孕期创伤性事件？	是	否
你是否有产后并发症？	是	否
你是否在维持人际关系中有困难？	是	否
你是否曾被收养？	是	否
你在觉察自己的感受方面有困难吗？	是	否
别人评价你为较理智而非情绪化？	是	否
你是否会蔑视那些情绪化的人？	是	否
你是否对别人的冷淡特别敏感？	是	否
你是否经常感觉生活艰难，没有足够能量应对？	是	否
你是否更愿意做一些理论性或者机械技术类的工作而不愿与人打交道？	是	否
你是否持续地感受到没有归属感？	是	否
你是否经常想探明事物背后的原因？	是	否
在团体或聚会中，你是否感到不自在？	是	否
对你来说，这个世界是否危险？	是	否

　　早期创伤所致症状表现为的功能障碍的连续谱，其程度取决于创伤的严重性和他们所发展出的应对生存策略。由于早期创伤比通常所认为的更广泛，大多数成年人都受连接生存方式中某些因素的影响。那些在连接谱更病态端的人，多年经历了情感的挣扎和生理问题的挑战。他们努力去理解和接受其根深蒂固的躯体和情感问题，但这常常使他们感到羞耻和自我憎恨。具有这种生存方式的人有个不明显的特征，即不能意识到他们体验快乐、扩张和发展亲密关系的能力减弱了。即使他们能意识到自己的困难，但通常也不了解其根源。处理早期创伤造成的生理与心理影响需要很多能量，以至于剩余的能量不够用来享受生活。早期创伤不仅对经历过创伤的人，而且对治疗师来说都是非常困难、非常困惑的。

认同的起点

在 NARM 里，连接是人类发展的第一阶段和首要的组织生命的法则。我们感到被这个世界接纳、被爱和受欢迎的程度构成了认同的基石。当我们拥有连接的能力时，就会体验到一种权利，它是健康的自我和与生命中重要他人建立关系的基础。由于在生命第一阶段感受不到爱、不受保护和不被支持而形成的连接生存方式，是一种应对早期休克性、发展性或依恋性创伤的方法。婴儿对创伤的反应是：体验到环境具有威胁性和危险性，继而依附他人或退缩。他们享受生活的能力从一开始就受到了损害，因此，他们没有形成完整的自我意识。早期创伤损害了他们的安全感、生存的权利，以及与他人连接的能力。因此，他们不知道拥有自我的感觉是什么体验，以及如何与身体连接，仅剩的就是对亲密关系的连接感到恐惧。

有早期创伤的成人，他们的认同是由早年体验到的痛苦和失调所塑造的。我们最早的创伤和依恋体验形成了伴随终生的心理、生理和关系模式的模板。发展的最初连接阶段的困难会破坏整个心理健康的发展，影响自我意象、自尊和建立健康关系的能力。连接阶段的创伤成为各种认知、情绪和生理问题的基础。表 8-2 列出了两种主要类型的早期创伤（发展性／关系性和休克性创伤）的共同来源。

表 8-2　创伤的早期来源

导致长期创伤性反应的早期事件

从怀孕到出生 6 个月（部分列表）

依恋性和发展性创伤

- 被孕育在一个不想要你的妈妈的子宫里
- 被孕育在一个有创伤的、解离的、抑郁或焦虑的妈妈的子宫里
- 父母认真地考虑过堕胎
- 母亲在怀孕期间滥用酒精或药物

（续）

- 感到被父母一方或双方拒绝、责备或憎恨
- 父母一方或双方在为连接问题苦苦挣扎
- 尝试与解离的、长期抑郁的、焦虑或愤怒的母亲建立依恋关系
- 有精神病性或边缘性的母亲
- 被认为是沉重的负担
- 受到身体或情绪虐待
- 被忽视
- 被收养

创伤性休克

- 母亲试图流产
- 母亲分娩时死亡
- 早产
- 长时间、痛苦的分娩
- 抚养期间长期身体接触不足
- 早期手术
- 母亲或其他家庭成员的重大创伤事件
- 家庭成员死亡
- 创伤性丧失与丧亲之痛
- 出生于战争、经济萧条、严重贫困时期
- 代际创伤，例如于大屠杀幸存者的后代
- 自然灾害

连接阶段的痛苦循环

在生命的第一阶段，胎儿和婴儿完全依赖于养育者提供有爱的环境。出于这极端的脆弱性，婴儿对早期发展性或休克性创伤的反应是一种极度的高唤起和恐惧。脆弱的婴儿既不能战斗也不能逃跑，不能调节这种高唤起，并对威胁产生肌肉收缩、退缩、无法动弹 / 冻结等生理反应。任何一个刺激阿米巴虫并看到它收缩变短的人都会目睹这种类似的收缩和退缩的过程。与所有生物体一样，收缩、退缩、冻结是婴儿应付可怕的早期创伤所致的高唤起的原始防御机制。婴儿这一系列的高唤起、收缩和冻结的会

造成系统性失调，继而影响身体各方面的生理功能。早期创伤所致潜在的生物性失调是心理层面自我不稳定的基础。

内隐记忆中的早期发展性和休克性创伤

婴儿 6 个月之前的早期依恋关系失败和休克性创伤都会对个体的健康和人际关系产生终身影响。神经科学已证实了早期的创伤是非常有害的。由于海马负责诸多记忆功能，当创伤发生在新皮层发育早期和海马发育成熟之前，许多个体虽表现出发展性创伤后应激症状，但对创伤事件却没有有意识的记忆。早期创伤隐秘地保存于身体和大脑中，导致系统性失调，这对于那些表现出创伤症状的人来说是令人困惑的。对于那些想帮助他们的临床医生来说也同样令人困惑。

在连接阶段受到创伤的成年人的内在体验是一种持续的、潜在的担心与恐惧。无论是有意识的还是无意识的，担心和恐惧一直存在于他们体验的背景里。在具有连接生存方式的成年人身上，神经系统一直处于持续的交感神经支配的高度唤起状态。正是这种全局的高度唤起状态激发并强化了他们深刻而持久的威胁感。威胁感以及随之而来的危险感和缺乏安全感引发了高度警觉（一种不完全的防御 – 定向性反应）：持续的高度唤起、缺乏安全感、持续的危险感，以及高度警觉在相互连接的封闭系统中共同起作用，相互促进。虽然不那么明显，但那些已经崩溃到冻结和解离状态的个体具有相同的潜在高唤起水平。

医学和心理学专业人士普遍低估了早期创伤的终生影响。不久前，医生还认为婴儿在 18 个月内没有清晰的记忆，因此不会记得他们经历的任何早期创伤。直到 1988 年美国医学会才首次正式承认婴儿会感到疼痛，从今天的观点来看，这实在太奇怪了。由于相信婴儿不会记得创伤，感受不到疼痛，对新生儿进行的手术常常仅仅使用阻止这些年幼患者的移动，但不减轻其疼痛的箭毒类肌肉松弛药物。有这种体验的孩子在冻结和无助的同时感到痛苦和恐慌。虽然这种手术创伤是极端的，不会再发生，重要的是家长和医学专业人员不要低估早期手术和其他创伤对幼儿神经系统和认同的影响。

早期创伤的影响

区分创伤性体验形成连接生存方式的四个阶段是有意义的：（1）产前创伤和产前依恋关系；（2）出生创伤；（3）围产期创伤；（4）依恋和关系性创伤，包括忽视、虐待、持续的威胁。每个阶段会继续往前发展并影响下一个阶段。早期创伤会影响身体、神经系统、心理发展，它的影响是逐渐积累的。

这些产前的和围产期的创伤、忽视、虐待和收养需要其他专业书籍去讨论。本章仅强调这个领域中一些重要的部分，并描述它们如何与连接生存方式的发展相关。

在前四个发展阶段中，创伤引起的不同程度的症状是：

- 持续的威胁感；
- 高唤起；
- 受挫的战斗反应；
- 冻结、解离；
- 麻木、分裂、碎片化；
- 攻击性的见之于心和见诸行动；
- 活力减退。

重要的是要理解，这些症状可能同时发生，循环往复，并相互强化。

产前创伤与产前依恋

胎儿期是人类发育中最不被理解，但最重要的阶段之一。在 9 个月内，单个细胞发育到完全成形的婴儿。直到最近，妊娠过程被认为是主要由基因决定的，胎儿的发育相对不受外部影响。随着技术的进步，对妊娠过程可以做更精细的检查。目前公认的是，出生并不是婴儿意识的起始，子宫中的无论是生理还是心理上的事件，都影响着孩子未来的发展。现在我们知道，环境影响，包括母亲对未出生的孩子的依恋能力，都会影响正在发育的胎儿。

依恋理论关注的是产后的母婴关系。产前和围产期专家致力于研究产前依恋过程的重要性，以及环境的影响。千百年来，女性的直觉告诉我们，怀孕期间的经历会影响发育的胎儿。直到最近，科学证据才支持了她们的认识。

家庭与环境对胎儿的影响

产前创伤的因素包括：

- 母亲的情绪和生理健康；
- 母亲与自己怀孕的身体和发育中孩子的关系；
- 父亲与怀孕的关系；
- 家庭气氛；
- 父母关系；
- 生不逢时，如出生于战乱。

当持续的生理痛苦作为胎儿发育经历的一部分时，这种痛苦就会保存在内隐记忆中，成为个体体验的核心。产前身心上的痛苦常常是持续性焦虑和抑郁状态的基础，这些状态没有其他明显的病因，是创伤后应激障碍的一个重要特征，并影响个体的连接生存方式。

子宫是胎儿的世界，身处子宫之中是胎儿第一个存在的体验。最初，人们认为子宫形成了一个屏障，使得胎儿免受可能影响其发育的伤害。然而，20世纪50年代的"反应停"引发的悲剧证明这是错误的。反应停是一种对孕妇来说安全的镇静剂，其毒副作用明显，会导致胎儿严重的肢体畸形。反应停的悲剧迫使人们认识到胎儿在子宫内会受到严重的躯体创伤，并且胎儿的发育会受到外部因素的永久影响。

2005 年，《临床内分泌学与代谢杂志》(*The Journal of Clinical Endocrinology and Metabolism*) 发表了耶胡达（Yehuda）等人的一项开创性研究，记录了经历世贸中心袭击事件的孕妇会将 PTSD 直接传给胎儿。医生通过特定的生物标记物可诊断孕妇的 PTSD，在她们的孩子身上同样可以检测出相同的生物学标记。这项研究清楚地证明，母亲的心理和生理经历会影响宫内胎儿的发育。耶胡达等人的数据证明了产前创伤的事实，其指导意义超越了"9·11"事件这样的显著的休克性创伤事件。如果母亲在怀孕期间长期抑郁、愤怒、焦虑、解离或暴露在持续的应激源中，这种经历会对婴儿产生影响。此外，生理的应激源，如药物滥用、酒精成瘾，甚至不规律的饮食都会导致母亲的痛苦。胎儿以自己的痛苦来回应母亲的痛苦状态。母亲经历长期痛苦时，胎儿唯一能够应对的方法就是收缩、退缩和冻结。此时子宫不再是一个舒展的养育环境，而是一个有毒的、具有威胁性的牢笼。生理痛苦是心理痛苦的基础。早期的慢性生理痛苦会破坏随后的心理发展，直到数年后心理问题才会显现出来。

经历过产前创伤后，具有连接生存方式的个体的神经系统在收缩／退缩和冻结／麻痹为核心的反应基础上进行发育。在宫内拍摄胎儿的视频中可以清楚地看到，在经历应激或威胁时，胎儿出现生理收缩和退缩反应。收缩／退缩反射和相关的恐惧／麻痹反射是大自然智慧的一部分，也是动物和人类共有的防御能力。即使是单细胞的阿米巴虫被针刺时也会收缩和退缩。退缩的强度和持续时间随着威胁重复的次数和程度而增加，胎儿忍受慢性和重复的应激源时也是如此。因为胎儿在神经系统完全形成之前就进入了副交感神经支配的冻结状态，生理弹性受损，随后的心理弹性也不会充分发展。

这个阶段的紊乱是全脑性的，在躯体体验疗法中被称为全脑高强度激活（global high intensity activation，GHIA）。在 SE 中，GHIA 不仅被认为是自主神经系统的激活，也是中枢神经系统的激活。在 NARM 中，我们使用这个术语来囊括身体的所有主要系统。GHIA 影响每个系统和每个细胞：皮肤和结缔组织、脑生化、脏器系统、神经和内分泌系统以及免疫系统。

出生创伤

出生创伤已被广泛研究和著述。本书的重点不在于阐述已有的研究，而是指出未解决的出生创伤和由此产生的应对机制所致的连接生存方式的发展。与产前创伤一样，创伤性分娩体验，如出生时脐带绕颈、长时间痛苦的分娩、剖腹产、产钳分娩和臀位分娩对婴儿来说均可引发高度唤起、收缩／退缩、恐惧／麻痹等严重的威胁反应，这也是连接生存方式中所有表现的前兆。

早产

即使拥有慈爱的父母，能够形成强烈的依恋，创伤也会在婴儿的生活中出现。纵观历史，早产儿的养育本身就是严重创伤的根源。可悲的是，直到最近人们才知道早产儿需要有效的、关爱的身体接触，而且这种接触对新生有机体具有强大的组织作用。过去，婴儿被留在育婴箱中，没有得到足够的爱抚。尽管充满爱心的父母可以减轻这种初始的创伤，但接触不足的影响仍可以保留在发育中孩子的生理和心理层面，甚至持续到成人阶段。

创伤性共生

玛格丽特·马勒（Margaret Mahler）博士，用二元一体（dual unity）的表述方式描述了母婴融合为功能统一体的早期发展阶段。遵循马勒的思想，并且与耶胡达等人的研究一致，NARM 认为在这个母婴融合的阶段存在能量交换，即使母亲处于亚临床状态的慢性抑郁、焦虑和解离都会在婴儿的核心体验中留下痕迹。NARM 使用"创伤性共生"这个术语来描述上述过程，它影响发育中婴儿的生理和心理。对创伤性共生的理解为后来的临床干预提供了依据。具有连接生存方式的成年人描述的许多痛苦实际上只是他们自身痛苦的一部分，这常常源于母亲的痛苦和环境不良。

围产期创伤

依恋理论由约翰·鲍尔比（John Bowlby）提出，一直延续到今天。它关注早期成功的依恋对于发展健康关系的重要性。本章的重点就是阐述依恋的缺乏是如何被体验为一种创伤的，尤其是在生命最初六个月。我们把应对依恋创伤作为连接生存方式发展的重要因素。就像丹尼尔·西格（Daniel Siegel）博士和玛丽·哈策尔（Mary Hartzell）在他们的《由内而外的教养》（*Parenting from the Inside Out*）中说的那样：

> 那些经历过情感匮乏的环境，缺乏协调养育的人，可能会适应性地将人际关系和情感交流看得不重要……由于这种适应性反应的持续存在，孩子可能不仅会减少和他们父母间的联系，也会减少和其他人的联系……此外，他们还可能会减少对自己情绪的连接和意识。

依恋和自我调节

尽管神经科学有关于依恋不足和依恋失败对大脑的影响的实证和支持，但基于神经科学的依恋理论和躯体导向的心理治疗之间却有明显的脱节。尽管在参照身体的时候，再调节（re-regulation）的效果最好，但在传统的治疗中，身体的重要性通常不被理解，这种情况限制了目前许多临床干预的有效性。NARM 尝试通过将躯体体验加入依恋理论，并通过对适应性生存方式的正念意识工作来拉近两者之间的距离。

　　婴儿需要通过慈爱的父母来学习如何调节他们脆弱的神经系统体验到的各种唤起形式。母亲必须能够回应婴儿并且与婴儿积极的感情相协调，能够与婴儿一起玩耍并分享他们的喜悦和兴奋。正是通过这些和谐的互动，婴儿才发展出了安全的依恋关系，并且获得资源和自主调节的心理弹性，从而帮助他们拥有充分生活的能力。这些资源和心理弹性将在以后的生活中帮助个体有效地应对生活带来的挑战和创伤。正是通过爱的接触，婴儿学会了调节他们的唤起水平，并且通过这种方式来发展社会参与的能力。在理想情况下，婴儿从协调的母亲和养育者那里学习自我调节，养育者为婴儿建立成功的依恋关系提供了一个范本。失败的依恋关系，如忽视以及缺少爱的连接，对于婴儿来说都是创伤性的，并且损伤了自我调节能力，这种影响能持续终生。

休克性创伤和发展性创伤的相互影响

　　在发育的最早期阶段，休克性创伤和发展性创伤之间有持续的相互作用。休克性创伤，包括早期手术、婴儿或母亲的疾病、家庭中的死亡和全球性的事件，比如在战争时期出生，都对依恋的过程有破坏性的影响。在这些情境下，婴儿不仅被休克性事件本身影响，也被事件对依恋过程的负面作用所影响。

　　一个关于休克性创伤和发展性创伤之间相互影响的例子就是经历过产前创伤的婴儿。出生时，已经受到创伤的婴儿处于一种混乱和失调的状态。研究表明，母亲与痛苦的婴儿建立联系更加困难。受创伤的婴儿给母亲带来了明显的调节和依恋方面的挑战，而这在没有受过创伤的新生儿中是不存在的。

关系性创伤：忽视、虐待和持续性的威胁

　　有一些婴儿的父母不成熟，没有能力照顾他们；另一些婴儿父母把自

己的失败、痛苦和没有解决的心理问题归咎于孩子。

当无法与父母建立情感连接，受到忽视或者虐待的时候，婴儿就会对持续的负性关系产生一种威胁感和高度唤起的反应。被忽视和虐待的婴儿生活在一个持续紊乱的状态中，这种状态给它们发展中的神经系统带来了严重的影响。早期的关系创伤严重影响了婴儿建立连接的能力。婴儿通过哭、喊和尖叫来表达处于威胁和痛苦的状态，反映出由于应激相关激素水平升高引起的交感神经高度兴奋。这不仅严重中断了依恋过程，也影响了发展中大脑的关键形成时期。早期发展性创伤使婴儿缺少自我调节的资源，处于痛苦和混乱的状态，这是连接生存方式的先兆。

没人想要的孩子

不幸的是，有一些婴儿的父母不希望他们出生，并且公开拒绝他们。他们被看作是负担，其存在被拒绝了。当婴儿经历如此严重的拒绝，他们的内在会退缩、崩塌，并且不能够为连接建立必要的神经通路。婴儿通过限制或者关闭自身的活力，以及解离来处理这种拒绝。在一个感觉被憎恨的家庭中长大是一种几乎不可能完成的挑战，面对这种持续存在的威胁，他们做出的反应是与外在环境和内在经验分离，主要采用连接生存方式作为适应机制。

被虐待和被憎恨的孩子

当孩子在持续性的身体或精神虐待的氛围中长大，他们作为真正承受仇恨的人，无法逃离、不能反击。当本应该爱他们和保护他们的养育者成为威胁的来源时，一种不可改变的动力就产生了。孩子唯一的选择就是冻结和解离，这就产生了一种在未来发展为连接生存方式的模式，并且持续到成年。

被憎恨的孩子学会了憎恨自己。孩子作为暴怒和虐待的承受者，面临着双重挑战：一方面要承受恐怖的虐待；另一方面要处理他们无法解决的两难困境，即爱父母的同时还要处理对他们愤怒。面对虐待和威胁的正常的生理反应是深深的愤怒和强有力的战斗反应，然而当这种愤怒的对象是孩子深爱并且完全依赖着的父母的时候，孩子在感觉被威胁之外又增加了对自己愤怒的恐惧。为了保护他们自己和依恋关系，孩子把愤怒和恨分裂出来。他们为了活下来而把分裂作为生存机制，但是这种适应的代价高昂。孩子需要成为"坏的客体"来保护父母的形象，这给他们带来了终生的羞耻。

分裂愤怒是一个强大的能量消耗过程，导致力量、自我主张、自我表达和生命力自身的减少（见图I-2）。通常，被分裂的愤怒会转向自身，制造出很多症状。当虐待持续不断地存在，分裂和连接中断引发了连接生存方式的适应。

忽视

相较于公然的虐待，忽视是一种更具有挑战性的创伤体验。忽视是缺乏一些生命中必需的元素，而不是存在明确的威胁。不充分的抱持、缺少协调、滋养、依恋和抚触都是深刻而无法定义的威胁体验。

早期被忽视的经历会被储存进大脑和身体的内隐记忆中，这是个体早期生存方式的核心心理特征之一。最初的需要没有被满足时，婴儿会抗议，但是当基本需要被长期忽视的时候，婴儿会放弃并停止自己的生理活动。习惯上，"茁壮成长的失败"被用来描述因忽视而死亡的婴儿，比如被抛弃在罗马尼亚孤儿院里的婴儿。那些经历过忽视的个体通过和他们的身体中断连接，以冻结和解离的方式生存下来。

收养

被收养的孩子经常采用连接生存方式来适应早期创伤和丧失。收养给婴儿带来了特别的挑战，不仅仅是出生后的分离创伤在影响着婴儿，还包括母亲对于发育中的胎儿没有情感依恋，因此收养的创伤在出生前就开始了。被收养的孩子长大后试图去寻找亲生父母可以部分被解释为他们在尝试接受早期的依恋创伤和连接中断相关的感觉。在被领养之前，被安置在寄养家庭很长时间或者被反复送到不同的寄养家庭都是依恋创伤的主要来源。养母会感到因创伤而不能产生依恋的孩子的拒绝，这反过来又会导致养母用微妙或者明显的方式疏远孩子。及早进入一个充满爱的家庭可以减轻之前的依恋创伤。尽管如此，和婴儿时期被收养的成人一起工作的临床医生会发现，即使收养家庭很有爱心并且有能力建立健康的连接，有时被收养人还是会保持不正常的人际关系模式。

连接生存方式：成人的体验

如果早期的生活经历是创伤性的，这种创伤会以一种神经系统高度唤起的形式持续存在。未解决的高度唤起状态变成一种残酷的、说不出来的恐惧，一种无法解决的"厄运将至"的感觉。因为早期创伤非常常见，所以大多数成年人都会体验到连接生存方式中的某些方面。下面的描述是这个连续谱中更严重的那一端，尽管如此，它和我们中的大多是人仍然有关。

具有连接生存方式的成年人一辈子都在有意识或无意识地和他们的高度唤起水平做斗争。他们挣扎于使他们的身体连接中断的解离反应，挣扎于能量边界破裂带来的脆弱性，挣扎于伴随这些挣扎而来的心理和生理的失调。因为他们在很小的时候就进入了冻结的状态，这些婴儿、儿童和后来的成年人只有很少的心理弹性，自我调节能力不佳。他们为自己感到尴尬，在社交中感觉羞愧，他们通过缩小自己的生活范围去避免压力，从而处理他们的焦虑。

从生理上来看，那些采用连接生存方式的成年人显得缺乏活力，有时显得毫无生气，缺乏表情，有些看起来长期处于恐惧之中。总的来说，这些有着连接生存方式的人有着冰冷、缺乏活力的苍白外表，并且缺乏精力、热情和激情。在这个封闭的外表下是一个非常敏感，常常是超级敏感的存在。他们的身体紧绷着、收缩着。他们经历的心理分裂可以在他们的身体上观察到：整体发育不良、缺乏对称性。

识别组织生命原则

具有连接生存方式的人通常会因理解到他们的复杂症状有一个共同主线而感到宽慰，我们称这种主线为"组织原则"。他们极度焦虑，有着心理和生理问题、长期低自尊、羞耻和解离相关的痛苦，并与相关的困难做斗争，这些问题都紧紧围绕着与连接有关的组织原则。他们同时体验着对连接的渴望和恐惧。

在疾病谱最极端的那头，有一些人意识不到自己渴望连接，将连接体验为威胁，将与自己情绪和身体的连接体验为痛苦和不舒服。尽管如此，不论这种对连接的渴望被埋藏在意识以外多深的地方，它们总是在那里。因为对连接的需要是人类生存的核心需要，那些不再触碰这种需要，甚至看起来正体验着相反的中断连接的需要的人，不得不封闭他们人性中的最基本元素。结果就是，那些个体离连接的渴望越远，他们的心理和生理症状就越明显。挣扎于连接生存方式的个体常常表现出低自尊、自我意象不良、病理性的羞耻和内疚、恐惧、焦虑，常常担心有些坏的事情要发生，还有许多其他症状。要想处理这些看起来不同的症状，有必要理解连接的组织生命原则。

寻求解释的痛苦

早期的创伤在身体功能各个层面上产生了严重的痛苦和混乱，并引起神经系统紊乱最终导致了认同的扭曲。"有坏的事情将要发生"的持续的整体感受反映了坏的事情已经发生，并且在无意识地推进。

无名的恐惧

具有连接生存方式的个体会创造出具体的内容来描述那种"坏事即将发生"的感觉，这种以过度警觉为特征的状态在 NARM 中被命名为"无名的恐惧"。可以被识别和命名的威胁比无名的恐惧要好。命名和描述无名恐惧是这些人在试图解释早年创伤引起的内在唤起，这些尝试可以在诸如慢性羞耻、多种恐惧症和病理性的死亡恐惧等症状中看到。

强迫症以各种各样的恐惧、复杂的仪式和强迫思维为特征，可以通过尝试去命名和控制无名恐惧这样的机制去理解强迫症。似乎识别这种无名恐惧的来源就能够带来解脱。有强迫症的人没有意识到他们神经系统强烈的高度唤起状态，他们从识别威胁中找到某种安慰："如果我握手，我会沾上细菌并生病"；开车听到一声巨响——"我撞人了吗"；检查好几次之后，他们还会固执地认为"我好像没锁门"或者"我没有关炉子"。他们尝试去识别他们的威胁感，发展出复杂的仪式来控制威胁，尽管这很痛苦，但比无名恐惧要好。治疗师如果仅仅处理这种行为和非理性的思维，不处理深层次的神经系统高度激活的状态，就会错过创伤反应中最重要的部分。

防御-定向反应显示了人类如何应对威胁的特定生物反应序列。防御-定向反应的最基本的元素就是它的警示作用：身体天生就会寻找任何威胁的来源，这是一种天然的生存机制。有早期创伤的个体被禁锢在一个未完成的防御-定向反应中。他们总是感觉有些事情不对，因此去寻找威胁的来源。他们没有意识到他们过去环境中曾经经历过的危险，神经系统持续存在高度的唤起；受创伤的个体倾向于把他们内在持续存在的状态投射到现在的环境中。这些人总是试图去寻找危险，但现在危险已经是在内部产生的，并不来源于环境，恶性循环就由此产生了。大脑试图去寻找一种外部的原因来解释这种由于内在唤起引起的持续存在的生理失调。即使不够准确，为恐惧命名也能带来暂时的安慰，但却会造成更长期的痛苦。

指定的问题

许多具有连接生存方式的人并不知道他们痛苦的真正的来源，他们创造出许多解释来帮助他们理解自己的症状。一旦无名的恐惧被命名，它就会变成 NARM 中的"指定的问题"。指定的问题可以是死亡恐惧、恐惧症、真实存在的或可感觉到的身体、心理或认知的缺陷，比如超重、阅读障碍或觉得自己不够聪明等。问题是，因为长期的失调，很多人会发展出真正的生理问题，这种问题从此成为他们生命的焦点。指定的问题，无论是否有真正的生理基础，都会主宰一个人的生活，掩盖更深层次的痛苦和核心的连接中断问题。

不幸的是，创造一个指定的问题最终会引起更多的痛苦。指定的问题可能有很多种形式，并占据一个人的注意力，成为他终生挣扎的焦点。指定的问题有保护功能，给深层次的痛苦一个参考框架。那些具有连接生存方式的人们相信，只要他们的"问题"得以解决，他们就会幸福。指定的问题需要被听到、被解决，但是最终，连接中断和混乱的主题比指定的问题更重要。

矛盾的是，解决"指定的问题"比回避不解决更加有害。比如那些认为超重给他们的生活带来问题的来访者，会发现当他们成功减重的时候，却无法忍受变瘦带来的脆弱和情绪化。把注意力集中在指定的问题上，转移了对那些潜在的未被识别的高度唤起、混乱和连接中断的注意，是这些问题导致了无名的恐惧。当他们潜在的高度唤起问题未被解决的时候，若他们不将指定问题作为参考框架，就会感到更强烈的无名的恐惧。

自我意象和自尊

自我意象和自尊的问题往往始于发展第一阶段的困难。最初的抱持环境（包括和养育者之间的关系）成为我们相信我们自己是谁的模板的重要组成部分。婴儿无法区分自己和环境的界限，无论早期的抱持环境的成功或失败都会被内化，并且成为自我意象和自尊的核心。因此，早期创伤和依恋困难对我们的自我感觉有负面的影响。

羞耻和自我憎恨

具有连接生存方式的个体，比具有其他生存方式的人体验过更深刻的早期环境的失败。早期抱持环境的缺乏常常是成年人低自尊的根源。长期的羞耻感和匮乏感常常伴随着早期创伤引起的痛苦。婴儿无法"在一个坏的环境中感觉自己是一个好人"。抱持环境的失败会被体验为自我的失败。婴儿因早期环境失败经历的早期创伤都会被体验为好像他们自己有什么错误。后来的"我有些根本性的错误"或者"我是坏人"的念头都建立在早期的"我感觉不好"的躯体感觉之上。

长期的羞耻感、低自尊和其他自我扭曲的前兆都往往开始于连接阶段。被内化的环境失败保存在内隐记忆中，造成了自我感觉的强烈扭曲，并使个体长期感觉自己不被爱、不可爱、没有价值。只是简单地理解到他们的羞耻反映了他们经历过的环境的失败，而不是因他们是谁而羞耻，这就已经可以帮助许多终身忍受低自尊、羞耻和无价值感模式的人，并以一种崭新的、更富有同情心的方式看待他们自己。

寻求意义

具有连接生存方式的个体通常会说"生活没有意义"或"有什么用呢"，或者"我们最终都会死，不管怎样，那又有什么关系呢"。寻求意义，寻求存在的原因，是一种主要的应对机制，连接生存方式的思维化亚型和精神化亚型用它来处理连接中断，及其所带来的绝望感。当一个婴儿来到这个世界的时候感觉不被欢迎、痛苦和遭受创伤，这个世界就会被体验为冰冷和没有爱的。以这种方式看待世界的时候，思维化亚型就会努力通过生活在理性的范畴里并且通过思考去寻求意义来忽略它。精神化亚型相信即使世界是冰冷的、没有爱的地方，至少上帝（或者佛陀，或者其他更高的力量）爱他们，他们通过一些超验连接的形式寻求意义。

因为他们的早期创伤，思维化亚型和精神化亚型的人都绕开了身体体验和个人的亲密关系，即与其中断连接。绕开身体体验这种防御过程不能长期存在，因为身体紊乱最终会导致不可忽视的症状。思维化和精神化的应对机制最终会制造更多的连接中断。NARM 认为，当我们的生理机能协调，连接能力得到发展时，就能最有效地找到生命的意义和与精神连接的关键。只有通过连接，心理、身体、精神、发展、人际、生命力才会凝结一致。

解离：忍受无法忍受的痛苦

当创伤发生得很早或者非常严重的时候，一些人会彻底丧失所有感觉和情绪，完全中断了连接。与自我的躯体、情绪和其他人的连接中断，传统上被称为"解离"。通过解离，不让威胁成为压倒性的意识，受创伤的个体还可以继续运作。在有早期创伤的成年人中，解离已经从身体转向内心，主要存在于能量或精神领域。当个体解离时，他们很少或根本没意识到他们是解离的，只有在苏醒时才能意识到他们的解离状态。

普遍的人类反应

解离常常被误解和被病理化，它是人类的一种反应。在面对创伤的反应中，解离过程是一种拯救生命的机制，它帮助人类承受本来无法忍受的体验。如果人类没有解离的能力，许多人就不会在艰辛的生活中幸存下来。

考虑到人类遭受苦难的历史，如果我们没有解离的能力，是否能走到今天是值得怀疑的。

解离是一种日常生活过程，影响着每个人，它是存在的一部分，也是一个普遍的人类问题，而不仅仅是一个病理学症状。我们都会在某种程度上中断连接和解离。例如，驾车到达了某个目的地却不记得自己开车前往那里，这是一种每天都会有的解离体验。虽然这并不一定是病理症状，但这种体验有助于理解我们自己是如何进入解离状态，但又仍然正常运作的。

将解离视为一种身体的过程是一种思考模式的转变。在 NARM 中，解离更多地被视为是生理的而不是心理的。充分感受身体全部生命力的过程在功能上和完全活在当下是一样的，身体只活在当下。在脑海里，我们可以记住过去，也可以思考未来，但是在当下，我们只能与身体保持完全的连接。我们与身体的连接中断越多，就越难以保持当下的状态。我们不仅仅活在当下，还要对过去的经历加以过滤，特别是对过去未能解决的创伤经历进行过滤。NARM 认为，治疗的途径是重新建立连接，以充分活在当下的方式解决我们的发展性和休克性创伤。

对导致解离过程的痛苦和恐惧给予同情的理解，这对于修复连接动力是至关重要的。曾经经历过最早期也最痛苦的创伤，且具有连接生存方式的个体试图更少地与他们的身体连接，因此也更少地活在当下。由于他们早期的创伤，解离往往是具有连接生存方式的个体所知的唯一状态。帮助从未体验过自己身体的人发现自己的身体，虽然并非不可能，但特别具有挑战性。

解离的能量

早期受创伤的个体的能量从根本上中断了连接。他们的能量和自我意识被连根拔起，脱离身体，并集中在头部。在 NARM 中，它们是连接生存方式的思维化亚型。当有这种应对方式的个体被问及他们的感受时，他们会告诉你他们的想法。精神化亚型者与身体完全分离，以至于他们的身体和情感意识受到限制或不存在。这些个体始终留意着能量领域的情况。即使他们在能量方面很协调，但在他们的神经系统中也会有太多的失调，以致感觉自己的身体令他们不舒服，他们更喜欢生活在一个更深奥的或虚幻的世界里。

将解离作为生活方式

当有早期创伤的成年人持续地解离时，这种拯救生命的机制就会自动发挥作用，尽管它已经失去了过去的效用，并且在当前造成了更多的痛苦。简言之，解离反应发展成了一种生活方式。解离的个体会形成一种生活模式，尽量减少与他人的交往。因为太多的人际接触会挑战解离的连接中断的过程，所以他们以限制连接的方式发展朋友、事业和关系。解离的生活方式有时被诊断为社交恐惧症，而我们并未理解导致这种恐惧症的整体的高唤起状态。

连接中断创建了一个恶性循环。为了处理早期创伤，孩子与他们的身体、情绪和攻击性中断连接，丧失了他们的生命力和活力。他们也与他人中断连接。这种中断虽然挽救了他们的生命，却造成了长期的痛苦体验，因为他们觉得自我和他人之间被隔离了。就像一个我的来访者所说的，他人的生活看上去就像活在"爱的圈子"里一样，自己"从外向里看"的痛苦加剧了羞耻感和疏离感。

解离谱系：麻木、分裂、破碎

NARM 将解离看作从麻木到分裂，再到破碎的连续谱。就像一只狼的腿被夹在陷阱里，为了逃跑而咬断它，试图控制早期创伤的人为了拯救自己而放弃了完整性。麻木、分裂和破碎会在所有层次的体验中造成混乱。

我们处理超负荷压力的过程是一种应激的体验和痛苦，但是当应激和痛苦变得无法忍受时，机体首先就会麻木，然后分裂，最后破碎。这些挽救生命的解离过程代价巨大。

麻木

区分两种麻木体验类型是很有用的：NARM 称之为"调光器状态"和"开关状态"。

调光器状态：许多人回顾他们的解离体验时，报告说他们感觉好像被绷带或纱布包裹着，以至于减弱了他们所有体验的强度，尤其是他们的情绪。一些人将其比喻为像是从恍惚状态中出来，另一些人则感觉像是被麻醉了。这并不是说他们完全没有感觉，只是所有的感觉都变得迟钝或没有反应了。从这种调光器状态中走出来的体验通常被描述为身体感觉更强烈了，看东西更明晰了，包括看到更明亮的颜色，拥有更敏锐的视觉，对周围环境感到更实在。

开关状态：开关状态通常被称为"断电"，发生于所有的情感和感觉被关闭时，就像是按了开关。在治疗过程中，大量来访者被问及身体的感受时，他们没有任何感觉。"你的身体感觉如何"这样的问题会产生困惑和焦虑。

分裂

面对一个缺乏充分支持或有威胁的环境，采取越来越激进的策略是很自然的：首先是抗议，然后是愤怒，最后，当这些策略都不成功的时候是暴怒。问题是，对一个脆弱和依赖他人的婴儿或儿童来说，表达攻击性可能会带来更多的危险。解离除了能麻痹因父母养育失败所带来的痛苦，还能帮助孩子与父母的攻击性反应中断连接。除了管理外部威胁，婴儿和儿童还必须管理自己内心的攻击冲动。他们通过分裂、否认和投射来管理这些侵略性的冲动。

梅兰妮·克莱茵（Melanie Klein）和其他精神分析学家认为，早期驱力未被满足时，分裂是孩子体验挫折的主要心理反应。NARM 认为，分裂的愤怒是早期创伤的结果，不仅是心理过程，也是生理过程。孩子对来自于父母的忽视或虐待的反应是憎恨、愤怒和抗争，并通过心理分裂和生理关闭来应对，心理分裂过程与生理关闭过程在功能上是统一的。从孕期开始，生理分裂就是主要的保护机制之一，用于处理一些巨大的压力，例如侵入宫腔内的外科手术、化学毒性和母亲经历的创伤。在以后的生活中，这种早期的交感神经高度兴奋被有意识或无意识地体验为攻击、愤怒和憎恨。

此外，NARM 认为持续的破坏性和侵略性的感受对于孩子的成长发育是不正常的，它们是对早期创伤的反应，尤其是对有关忽视或虐待的创伤的反应。受虐待和被忽视的婴儿和儿童为了维持父母对他们的爱，并保护与食物或空气同等重要的依恋关系，就会将对父母的攻击性冲动分裂出去。不管孩子被忽视或被虐待得有多严重，他们都努力通过否认自己被伤害的感受和对伤害的愤怒来维护他们对父母的爱。儿童治疗师们已经习惯了听到被虐待儿童为他们的父母辩护，为他们所经历的虐待而责怪自己。被虐待儿童的共同抱怨是"我爸爸不是故意的"或者"我滑倒了，摔了个黑眼圈"。保护父母形象的行为可以延续到成年。一个在孩提时代受到过严重虐待的来访者曾经说过："我爸爸没有虐待过我们。只有当我们需要的时候，他才每周用皮带抽我们几次。"

攻击性：见之于心和见诸行动

当孩子们将强烈的攻击性冲动分裂出来时，他们只看到了两种可能性：认为自己是好的，但没有力量——见之于心，或者是认为自己是坏的，但有力量——见诸行动（见表 8-3）。

- 见之于心。在某种程度上，受虐待的儿童认为他们自己是好的，但是没有力量；除此之外，他们将父母的虐待行为体验为自己的失败，将攻击性的反应转向自身。孩子无意识地思考，"只有施虐者才会生气"，"我不想成为施虐者，所以我不会感到任何愤怒"。当然，他们仍然带着愤怒，但愤怒是分裂的，并且转向自我。

表 8-3 健康攻击性的扭曲

健康攻击性的扭曲

核心需求的表达……

→遇到挫折

　→引发抗议

　　→抗议失败或遭受处罚

　　　→抗议升级，出现愤怒

　　　　→愤怒加剧并压倒一切或受惩罚并分裂：

- 愤怒转向自我：见之于心
- 愤怒转向环境：见诸行动

早期受到创伤和虐待的儿童，没有表达他们的攻击和抗争反应，感觉自己就像个局外人。他们认为自己是"好的"，但却无能为力，这使得他们成为受害者。这些孩子无反击能力，以至于他们被其他能觉察到他们脆弱性的孩子所欺负，这加强了他们作为受害者的体验。到了成年期，他们很少有或根本没有自己的攻击性，他们继续与无力感认同，并继续否认和投射他们分裂的愤怒和暴怒。他们继续通过将愤怒见之于心而攻击自己，重新扮演受害者的角色，这些最后变成了心理和生理上的症状。

具有连接生存方式的个体会以自我憎恨的形式表现他们的愤怒。他们因为感觉到不被爱和不招人喜欢而憎恨自己，因为感到自己格格不入而憎恨自己。他们认为自己可能有根本性的错误，他们所经历的虐待和忽视是他们自身的错。他们因所能觉察到的身体缺陷和心理症状而讨厌自己。他们经常觉得他们的身体就是他们的敌人。他们讨厌自己的身体，因为他们体验到恐惧和悲伤，他们可能会把仇恨集中在一些真实或想象的身体缺陷上："如果不是因为我的鼻子（臀部、脂肪、皮肤、头发、身高、胸小，等等），我就会很开心。"

具有连接生存方式的成年人会以分裂的方式处理大量的攻击性。他们表现得温顺、温和，有时很理智，有时又超凡脱俗。他们不知道他们只是对自己很愤怒，这往往到了自我憎恨的程度。整合他们的分裂的攻击性，既不见之于心，也不见诸行动，而是将其转化为健康的攻击性，这才是与身体和世界重新连接、增强活力和走出解离的关键。他们害怕如果允许自己感受愤怒，他们就可能会伤害别人。对于具有连接生存方式的个体来说，治疗的关键是要慢慢接触并重新整合分裂的攻击性。整合的、健康的攻击性增加了自我表达的能力、增强了力量，促进了个体化（见图I-2）。

- 见诸行动。一些有早期创伤的人，尤其是有虐待史的人，在小时候就开始表现出攻击性。最初，他们对年幼的孩子或动物见诸行动。到了成年期，权力和控制力成为他们生活中追求的主题：这些人认同自己分裂出的坏的/有力量的方面，并以施虐者和施暴者的角色去行动；分裂的坏的/有力的方面被表达为对整个世界的愤怒，"生活就是一片丛林""适者生存""我没有压力，我只施加压力""胜利就是一切""在他们伤你之前先伤他们"。在这些情况下，持续的攻击性发展成为后来的信任生存方式（见第4章）。

有些人一生大部分时间都将愤怒见之于心，一生都在绝望和自我怨恨中度过，大部分时间都与愤怒情绪脱节。在少数情况下，针对自我的攻击行为有时会爆发，并以暴力的方式施加于周围环境。在家庭暴力事件发生后，我们有时会听到这样一句话："他是一个如此温和的人，我们从来没有想过他会做这样的事。"

碎片化

许多具有连接生存方式的人，在没有发展为人格障碍的极端情况下，利用碎片化作为一种应对机制来处理过度的高唤起和痛苦的情绪。在生物学层面上，碎片化在身体的所有系统中造成连贯性的缺乏。当创伤特别严重或持续存在时，解离反应相应地更加极端：从心理生物学的角度来看，个体使用碎片化作为最后的应对机制。在心理和行为层面上，碎片化可以通过生活的各个方面缺乏一致性及其混乱程度来衡量。有些人过着混乱的生活，工作不稳定，人际关系混乱，碎片化的个体无法对自己的生活进行连贯的叙述，碎片化最严重的病理表现形式之一，即分离性身份障碍，通常称为多重人格障碍。

身体结构与生理功能的相互作用

在本节中，我们考虑了两个与身体体验相关的维度：生理功能和身体结构，生理功能涉及身体所有系统的内部运作，身体结构则描述了在个体的肌肉和外表上可以看到的紧张和崩溃的模式。人类就像所有生物体一样，身体结构和生理功能之间存在着持续的反馈回路，这些反馈回路影响着身体的每个系统，直到细胞水平。每种适应性生存方式都有高唤起的特征模式，如紧张和紧绷；也存在低唤起的特征模式，如崩溃，这些特征模式以特定的方式影响身体结构和生理功能。

能量的调节和失调

我们如果不首先了解应激反应对身体能量流动的影响，就无法理解连接生存方式的适应性应对过程。对于没有受过创伤的成年人来说，处理威胁引发的高唤起的自然方法之一是肌肉的收缩和运动，以及内脏收缩。正如前面提到的，这些反应本应是有时限的，在威胁结束时就会停下来。然而，具有连接生存方式的个体所面临的生理挑战是，他们在大脑、神经系统和肌肉组织发育良好之前就体验到了威胁。胎儿和婴儿的主要内脏系统和中枢神经系统面临威胁时，他们还没有发达的肌肉系统。他们唯一的保护措施就是关闭和冻结中枢神经系统和内脏系统。

体内的能量流动是通过各种膈膜（diaphragm）的收缩来控制的。最著名的膈膜是呼吸系统膈膜。对于具有连接生存方式的个体，早期创伤的高唤起通过身体所有膈膜的强力慢性收缩来管理，主要是呼吸系统、颅骨底部、眼睛、脚和关节部位的膈膜。正如伯格斯所记录的，还有一种冻结反应是由背侧迷走神经介导的。这些收缩和冻结反应严重破坏了身体的能量流动。这种对能量的系统性抑制帮助我们理解为什么任何感觉、情绪或感受的激增对于连接生存方式的个体来说是那么困难。这也帮助我们了解在治疗早期创伤时，不能解决生理失调的治疗方法的疗效是有限的。

社会参与系统的损害

在发育过程中，迷走神经系统的背侧首先发育，腹侧迷走神经随后发育，而腹侧迷走神经直接参与社会活动（即与他人连接的能力）。当背侧迷走神经系统对早期创伤做出反应时，腹侧尚未充分发育，由此可能终生受损。对于具有连接生存方式的个体，社会参与系统的生理损害表现为面部缺乏情感和表情，缺乏眼神接触和参与，行为上可表现为社交焦虑和退缩。

系统性失调与慢性疾病

人们对早期、慢性发展性创伤和休克性创伤对健康的影响认识不足，这种影响往往会导致终生的不良后果。早期的创伤会造成弥漫性的全身痛苦，使人易受疾病的影响，而这种影响会迟一些在生命中出现。例如，系统性炎症过程在许多疾病发展中的作用是当前医学研究的主要焦点。尽管还没有得到科学的证实，NARM 坚持认为在系统性炎症的发展中有一个未被充分理解的因素是创伤，尤其是早期创伤。如果没有充足的养育，婴儿会遭受长期的、累积的和不可预知的应激。由此产生的不能缓解的高唤起、冻结和解离等策略在身体的每个系统中，特别是在大脑和神经、内分泌、血液和消化系统中造成了严重的失调。这种全身性的失调是具有连接生存方式的个体生命体验的重要组成部分，使他们容易受到各种疾病的侵袭。

表 8-4　早期创伤对健康的影响

早期创伤对健康的影响

不能缓解的高唤起→收缩／冻结→全身性失调→慢性疾病

早期创伤对能量边界的影响

"边界"这个词在心理学和各种心身治疗中被广泛使用，但其含义往往不清楚。我们的皮肤是一个边界，这是我们的身体边界。边界也有一个能量维度。我们的能量边界由围绕我们的三维空间构成：在我们之上、我们之下、我们周围。因为能量的界限是无形的，所以人们通常无法理解它们是真实的，但是边界对我们的生活有着深远的影响。能量是我们与外界之间的缓冲地带，帮助我们调节与他人的交流。我们每个人都对自己的空间有一种感觉，了解对我们来说，在这个空间内和空间周围什么是舒适的。例如，每个人都有过这样的经历：有人站得太近，我们就会想要和那个人保持距离，这是边界碰撞的日常体验。正如皮肤是身体内外的边界，能量边界定义了个人空间。就像割伤或击打皮肤引起的痛苦一样，我们体验到了能量边界的撞击或破裂，这是一种威胁性和焦虑性的刺激。

完整的能量边界会带来个人安全感和设定适当限制的能力。我们通常只在边界不存在的情况下，或者当边界受到碰撞或破裂时，才会意识到边界的存在。由于我们通常不能意识到自己的能量边界，因此边界破裂的体验可能令人困惑和痛苦。在一个人有能力觉察危险之前发生的创伤性事件，会让人有一种内在的感觉，那就是危险可能随时随地地到来。当存在长期的早年威胁时，边界往往不会充分形成，或会严重受损。当边界被破坏或缺失时，我们就会出现症状。

在发展的连接阶段，创伤阻碍了边界的形成并且造成边界破裂。无法建立充足的能量边界具有深远的影响。我们从受损的能量边界的视角可以更好地理解许多连接生存方式的心理和生理症状。个体与受损的边界的斗争常常被误解和病理化：他们因对环境触发因素极度敏感而感到快疯了。医生、朋友和家人说这"完全是他们的想象"，这常常强化了他们的负面情绪，然而并不是这样。表格 8-5 列举了健康和受损的能量边界的特征。

表 8-5 健康的能量边界和能量边界受损的特征

健康能量边界的例子

- 对于自己的身体感觉舒适
- 对世界有一种内在的安全感
- 对自己和他人有清晰的感觉
- 能够拒绝和设定限制
- 知道自己和别人的不同

能量边界受损的例子

- 对别人的情绪极度敏感
- 有种没有"皮肤"到处游走的暴露感
- 与他人、动物、环境能量的融合
- 有种随时随地会有危险的感觉
- 在所有或者特定方向（比如后方）的过度警觉或者警觉性降低
- 对环境敏感或者过敏
- 在团体或者人群中觉得不适
- 广场恐惧

容易被淹没

有着显著的能量边界受损的人会描述他们感觉自己好像是裸露的，有的时候好像没有皮肤。受损的能量边界常常导致被环境刺激淹没的感觉，特别是与人的接触时。相反地，这种被破坏的边界也会导致一种"扩散"进环境中的感觉，不知道自己和别人、内在经验和外在经验的区别。一个受到创伤的人没有充足的能量边界去过滤外在刺激，他会感觉整个世界像个持续的威胁。受损的能量边界是引起过度警觉和高度唤起的一个原因。

隔离的需要

由于他们能量边界的不完整，具有连接生存方式的个体使用人际疏远和自我隔离作为一种保护性机制，作为它们受损边界的替代。他们发展出与其他人接触最小化的生存策略。对于社交恐惧症患者来说，充足的能量边界是一种他们缺失的资源。

对环境敏感

完整的能量边界能过滤环境刺激。相反，不充分或者受损的边界导致对外界刺激过度敏感：与人接触、声音、光线、触摸、毒素、过敏源、气味，甚至电磁活动。当能量边界形成的时候，具有连接生存方式的个体会感觉他们对环境刺激的敏感性降低了。

投射的生理机制

通常，投射被看作一个心理过程和一个"原始"的防御机制。在NARM 中，投射和眼睛在投射过程中的作用是从心理和生理的功能统一的角度来理解的。大多数治疗师惊讶地发现，通常被认为是心理防御机制的投射，也是一个有着深刻心理学含义的、基于生理的过程。汉斯·塞利和他关于应激反应的突破性研究表明：在高度心理应激的状态下，视野会变窄——隧道视野（tunnel vision）是遇到生命危险时候促进专注的求生反应的一部分。具有生存连接方式的个体，几乎一直生活在持续的威胁体验之下，故他们的视野会长期变窄或歪曲。

眼睛反映了一个人的情绪状态。人们都说眼睛是心灵的窗户，这可能真的，也可能不是，但它们确实是神经系统的窗口：在眼睛里我们可以看见活力、可能性、热情、欢乐或者相反，我们可以看见恐惧、了无生气、心不在焉、疏远、迟钝、抑郁或者连接中断。具有连接生存方式的个体的眼睛反映了他们连接的困难。通常他们会避免目光接触，或者他们的眼睛无法聚焦，让他们看起来有距离，无法接触。他们的眼睛看起来毫无生气，昏昏欲睡或者被吓得睁大了眼睛。缺乏社交或者社交不深入给了他们的眼睛（有时甚至是整个面部）一种灰黄、蜡样的感觉。除了眼睛，头顶和颅底的膈膜也异常紧绷。连接型的来访者常常会抱怨："我感觉我头上有个箍子，当我难过的时候会越变越紧。"这些膈膜里的张力导致的头疼是具有连接生存方式的个体最常见的主诉。

视觉阻碍

赖希认为颅底、小脑膜，以及视神经交叉区域的膈膜中的阻碍导致了眼睛和颈椎部的收缩，进一步导致了与自身体验的中断。在赖希的理论里，被称为"视觉阻碍"（eye block）的现象抑制身体功能并使得全身性机体能量减少。由于眼睛的收缩和不聚焦，我们看不见我们周围的真实环境。当我们的视野里不能直接呈现人或事物时，我们就生活在幻想里。比如，当一个孩子被狗咬了，所有的狗都可能变成创伤诱因。如果这个孩子长大成人，他看所有的狗都是危险的，那他就不是在用眼睛在看。他不能够区分此时此刻什么狗危险，什么狗不危险。准确地观察世界和处在当下及充分的身体体验过程有关。

移情和视觉阻碍

移情是与视觉阻碍有关的投射过程。这是一个影响我们所有人的、普遍存在的人类现象。比如，当一个人把另一个人当成他的母亲来做出反应时，他实际上没有看见那个人，他没有用他的眼睛来看，其实他生活在幻想里，他在用适应性生存方式来应对过去未解决的体验问题。

移情和创伤的解决方法是抛开幻想和投射，去看我们面前到底是什么。帮助投射模式个体的最有效的方法之一是邀请他们使用自己的眼睛，将他们引导到此时此刻的环境中。一旦他们开始使用定向反应，他们就更能活在当下，投射机制便开始瓦解。因为他们的早期创伤，具有生存方式的个体最倾向使用投射作为应对机制。解决投射的过程当然要花一些时间，但理解投射的生理和心理功能的统一性，给治疗师提供了一个干预和帮助解决投射歪曲的有效工具。

总结

本章所讨论的有关体验的相互补充和交织的元素，确定了支持连接生存方式的治疗循环所需要解决的问题：

- 修通早期创伤；

- 发展"存在"的权利；

- 支持腹侧迷走神经和社会参与系统；

- 提高依恋、连接和建立关系的能力；

- 发展自我调节；

- 修通自我憎恨、自我评判和认同扭曲；

- 容纳不断增长的活力；

- 看穿"指定问题"的幻觉；

- 从解离中走出来；

- 整合攻击性；

- 活在当下的身体中；

- 修复边界破裂；

- 解决视觉阻碍，重建探索 – 定向反应；

- 修通投射；

- 学会活在当下。

第 10 章将会详尽阐述如何从临床和个人成长角度与这些元素工作。

第 9 章

NARM 治疗谈话记录和评论

本次治疗记录和评论呈现了连接生存
方式的 NARM 治疗的关键因素，为了更
清晰地描述，该记录已稍加编辑。

卡拉是参与我在德国的 NARM "羞耻和内疚" 培训的学员之一，她开始对培训中呈现的信息感到焦虑，并且自愿在学员面前和我做一次治疗。这门课使她更加意识到她在一生中普遍存在的羞耻感，她对羞耻的来源和性质感到困惑和不确定。

在与卡拉的这次治疗中，我对神经系统失调进行了工作，因为神经系统失调导致了低自尊、羞耻感、内疚感以及具有连接生存方式的个体体验到的所有不良感受。在治疗过程中，很明显在对羞耻进行工作之前要解决神经系统的失调是非常重要的。如果你徒劳地试图说服抑郁的朋友或者爱人，说他们不像自己想象的那样坏，你会直接地体验到自尊的痛苦问题一般不会对新皮层的逻辑做出反应。

治疗一开始，卡拉就盯住我的眼睛，目光呆滞、眼神涣散，我的印象是她在看向我而不是在看我，这种强迫性的目光接触立刻展现在我的面前，这样的目光可能会让她感觉到她在与我连接，但我没有感受到连接。我观察到的不仅是她的目光呆滞，还有她全身的紧张和僵硬，这反映出她的高

度焦虑，有时甚至是解离反应。当来访者解离时，往往是因为难以忍受的高唤起和相关的神经系统失调。一般来说，锁定的目光是一种限制交流的方式，就像来访者盯着窗外避免任何目光接触一样。许多治疗师不知道如何应对这类目光接触，他们担心如果加以阻止的话，会让来访者感到受伤。然而，不解决这种锁定的目光实际上会增强来访者的解离。我的目的不是让卡拉进行更多的目光接触，而是让她意识到她在目光接触中的过程和中断。解决卡拉神经系统失调的第一步是让她意识到她投向我的固定的目光。本次谈话展示了目光接触在调节－失调过程以及相关的连接和连接中断周期中的作用。

> 拉里：我想让你试着不和我目光接触。你可以看看地板、房间周围，或者任何你想看的地方……（卡拉环顾四周时，我停顿了一下）当你与我没有目光接触时，你有什么感受……（我在整个会话中使用省略号来表示停顿和缓慢的节奏，没有遗漏任何对话。）
>
> 卡拉：（指着她的胸部和头顶）……这里越来越有活力了……

我的第一次干预鼓励她不用勉强与我进行目光接触。矛盾的是，强迫性的目光接触使得她与我和她自己的联系都更少了。每次我注意到她与我进行强迫性的目光接触时，我都鼓励她把目光移开，只有在她同时能与自己保持连接的情况下再和我进行目光接触。我正试图增强她与内部体验的连接能力，总体目标是帮助她"保持"内部和外部的连接，而不丢失其中任何一个部分。

在对连接生存方式进行工作时，理解目光接触是如何成为来访者内部调节能力的窗口是非常关键的。目光回避是创伤的反应，在这种生存方式中多多少少总是会存在。在这次治疗中可以清晰地看到，卡拉体验到了与她自己和与我更多的连接，将进入从长期的冻结－解离的状态中恢复过来的疗愈周期。从冻结－解离的状态中出来时，她开始接触更多潜在的高唤起状态。正是由于交感神经兴奋而导致的难以忍受的内在痛苦导致了冻结和解离反应的产生。当卡拉学会如何释放交感神经兴奋时，她逐渐体验到更多的调节、连接、扩展和获得活力的能力。

> 卡拉：我可以这么做吗？（指不与我进行目光接触。）
>
> 拉里：我的答案很简单，是的。不仅仅是允许，我还鼓励你这样做。（她笑了，闭上眼睛，时间慢慢流逝。）
>
> 卡拉：（指着她的心说）……我觉得这触动了我的心，我意识到我可以离开了。

这是我们之间工作的艺术：我允许她倾听和信任她的内在经验，允许她目光接触或者回避，她的努力减少后，一部分紧张感就消失了。治疗开始时她的眼睛和整个身体的冻结－解离状态，是副交感背侧迷走神经支配的迹象。她报告的心脏、喉咙和腹部的积极感觉的增强表明，随着她副交感腹侧迷走神经和社会参与系统的恢复，交感神经系统的兴奋开始释放。在这里，伯格斯的多重迷走神经理论帮助我们理解社会参与（腹侧迷走神经）是一种比背侧迷走神经冻结更高级的管理交感神经兴奋的方法。对于早期创伤，唯一的选择就是进入冻结状态。这对于人际关系和社会参与能力严重受损的、具有连接生存方式的来访者来说至关重要。

> 卡拉：（发出深深的叹息。）

这种自发的、深深的叹息是很重要的，因为它表明了交感神经兴奋的持续释放。请注意，我并没有给病人做深呼吸的指导，因为对那些经历过严重创伤的病人来说，诱导深呼吸可能会导致退行和再次创伤。

> 卡拉：我感觉到这里……有一种兴奋和紧缩感……（她指着她的

喉咙，凝视着我。)

我再次注意到她目不转睛的目光，并做出了回应。在我们工作的这个节点，我感到她害怕中断目光接触和她的感觉有关——如果她再不勉强与我进行目光接触，她就会失去和我的连接。

拉里：再一次……让你的目光离开……你不必勉强做任何事……

我注意到她的身体开始放松了。

拉里：就是这样。

这句简单的评论旨在反映她积极的自主转变和调节能力的增强。

拉里：你的身体需要一点时间来处理你目光游离时释放出来的能量。(停顿)……我邀请你允许自己的目光来来回回，并去感受它。当你接触地面，去感觉自己的脚踩在地板上时，喉咙里的紧缩感可能会自行缓解。

当她停止凝视我的时候，又一次深呼吸，平静了下来。当这种释放发生时，她体验到更多的扩张感，自然就会出现扩张的反作用，在这种情况下，她的喉咙会紧缩。身体在任何时候都只能整合有限的扩张。我鼓励她不要过分关注她喉咙里的紧缩感，而是把它看作是对扩张的正常反应。个体一旦理解了自己的身体反应，就会更容易接受。

拉里：你只要关注它是什么样子……你不必睁开眼睛……我哪儿也不去。

我明确指出她害怕被遗弃。

卡拉：(深吸一口气，脸上露出灿烂的笑容，而后悲伤又随之而来。)

她从微笑到悲伤的转变反映了这个过程中的扩张 / 收缩的摆动。

拉里：就是这样。

卡拉：（饱含泪水和感情）……说你不会离开对我而言非常重要。

拉里：我哪儿也不去。

深呼气后，胸腹部的呼吸更加顺畅。我反映的是此过程中不断增长的扩张和自我调节的能力。

拉里：现在你的胸部、颈部和喉咙发生了什么？

卡拉：（指着她的胸部和喉咙）打开了很多。

我把我观察到的情况反映给她，使她能够增加对自己身体的觉察。NARM 方法的一个关键要素是一步一步地去追踪生理过程。每一次深入交流中的扩张 / 收缩都会带来身体感觉和情绪的涌动。无论感觉和情绪是愉快的还是不愉快的，其目的是以正念的方式去支持正在发展中的感觉能力，而不是被这些感觉淹没、迷失其中，或更多地认同这些感觉。

卡拉：这里疼……（指向她的心口）那里有很多东西在释放……（她舞动着手指向眼睛部位，描述她眼周的紧张是如何缓解的）……这里也是（她紧紧抱住自己的肩膀和上肢）……像在深深地颤抖。比肌肉深得多……（长时间的停顿。）

拉里：让我们看看如果你通过我的声音而不是你的目光来找寻方向，会发生什么。

此时，我感到扩张感可能会让她变得无所适从，当个体的活力感增长得太快，就会有反弹到关闭状态，回到冻结反应中的危险。我选择将她的注意转移到听觉层面，我预计这比目光接触对她的威胁要小。这项技术与伯格斯使用声调调整自闭症儿童的社会参与系统有关。当来自眼睛的视觉输入太多时，将注意力转移到触觉、根植于地，或转移到听觉上是很有用的。由于具有连接生存方式的个体将增强的活力视为威胁时，所以谨慎地使用滴定法进行接触是必要的。

> 拉里：你可以允许那种颤抖的存在吗？

这类问题是我用来评估身体和情感反应是否可控以及来访者是否对这种体验有任何判断或恐惧的方法。如果有的话，那些判断和恐惧的反应应该被一一探索，这样来访者就更能接受自主调节的发生而较少被吓到。

> 拉里：我想让你做的就是听我的声音，用耳朵而不仅仅是目光来
> 　　　找到我。
> 卡拉：（长时间的安静）……我的耳朵也发生了些变化，像呼吸一
> 　　　样收缩和扩张。
> 拉里：给它点时间……收缩和扩张……就像你的耳朵会呼吸……

神经系统的调节需要正念和专注。注意我是如何使用来访者自己的语言、避免解释的。

> 卡拉：（又一次深呼吸）……
> 拉里：如果你愿意的话，我还会提供另一种可能。如果你允许，
> 　　　我会把我的脚伸出来，如果你愿意，你可以碰碰它。
> 卡拉：（点头同意，过了一会儿，她慢慢地伸出她的脚，直到轻轻
> 　　　地碰到我的脚。）
> 拉里：你不需要进行目光接触。用你自己的节奏去探索我的脚
> 　　　吧……你有没有注意到你脑海里有一点儿颤抖？
> 卡拉：（点头。）
> 拉里：只要你觉得舒服，你就可以允许颤抖的存在。

颤抖反映了神经系统的再调节，我鼓励她允许这种现象的存在。

拉里：你能感觉到你的脚趾碰到我的脚吗？

卡拉：是的。与此同时，从脚到膝盖开始有一种刺痛感。

这种刺痛感反映了与我和与她自己身体的接触增多后，她感觉的增强。我给了她大量的时间去感受并适应这种感觉的涌动。然后我接着说下去。

拉里：注意如果我把脚挪开会发生什么（停顿）……如果你需要
　　　的话，它还会回来的。

卡拉：我觉得有点儿不知所措。

拉里：没关系。当你有这种感觉时，你可以睁开眼睛找到我。

她睁开眼睛看着我。我注意到她一看到我，她的身体就放松了，但很快，她的目光又回到了固定的样子。关于这一点，我继续说了下去。

拉里：当你开始强迫自己（和我目光接触）的时候，再次闭上你
　　　的眼睛。没关系，我还会在这里。

卡拉：我全身都变得很冷。

当她体验到与身体的连接增多时，她感觉到了解离背后的冻结，面对寒冷而没有被淹没是重新建立连接的一个重要因素。

卡拉：我开始感到有些全身颤抖，但我能应付。

全身颤抖是神经系统再调节过程的一个方面。卡拉对自己能够应对颤抖的信心告诉我，她仍然觉得自己有能力有效地管理自己的体验。

卡拉：我还能感觉到椅子。

拉里：即使那么冷，你仍然能感觉到椅子。

我反馈出她有能力去体验，而这种体验在以前可能会引发另一轮的解离。

拉里：如果世界上有什么东西可以帮助你克服寒冷，你想要什么？

让她在寒冷的经历中停留太久可能会导致退行或再次创伤。寒冷的感受是与早期遗弃经历相关的一般反应，被"冷"落的感觉不仅仅是一个隐喻。我在寻找"解药"来帮助她处理痛苦的寒冷感受。我鼓励她去接触能帮助她御寒的东西。

卡拉：（饱含深情地回答）……一个拥抱。

拉里：小组中有谁是你想要拥抱的吗？[⊖]

我邀请她四处看看，在小组中选择一个人。她触及寒冷的体验是很重要的，因为她的解离是为了避免寒冷。对她来说，不要太深入到寒冷中去也很重要，否则这可能会让她重新陷入我认为的早期遗弃经历的混乱中。当来访者准备好进行适当的身体接触时，这种接触对于帮助与身体重新连接至关重要。

卡拉：（环顾四周，选择了一个培训参与者。）

拉里：你希望她怎样拥抱你？你能确切地告诉她你想要什么吗？

卡拉：（让那个人跪在她身后，轻轻地用胳膊搂住她的肩膀和胸部。）

我想促进接触的体验，而不是给予摇篮里婴儿般的退行性拥抱。我会

⊖ 在小组设置中，我使用了可利用的资源，在本例中是小组的另一个成员。我不建议没有接受过心理触摸治疗培训的心理治疗师将身体接触作为一种资源。另外，有早期创伤的人通常会发现支持性接触是这个过程的一个重要部分。在适当的治疗阶段，将来访者转介给接受心理触摸训练的治疗师是必要的。在涉及早期创伤的案例中使用心理触摸治疗的例子，你可以在第 11 章中找到。

观察她在接受这种接触时的生理和情感反应，观察她是僵硬还是放松。我看得出她很放松。我鼓励她借此机会去感受接触对她身体和神经系统的影响。为了帮助她整合这段经历，我继续提问。

> 拉里：你觉得你的身体在抵触它（接触），还是正在接受它？

为了不引起她的反应，我提供了不同的可能性。

> 拉里：（长时间的停顿）……你们彼此相识吗？

她们承认她们相识。我确定她们之间已经有了信任。

> 拉里：注意你是如何体验拥抱的。你的身体感觉如何？
>
> 卡拉：我喜欢这样。
>
> 卡拉：（露出大大的微笑，深深地呼出一口气）我觉得很快乐……
>   （继续深呼吸。）
>
> 拉里：这样的力道合适吗？你想要轻一点还是用力一点？

我邀请她追踪她的反应，我支持她去索取想要的东西、让她感觉舒适的东西。她无法控制自己的情况并感到被遗弃，回到退行状态的可能性被更强的连接的可能性所取代了。

> 拉里：当你感到快乐的时候，注意你的身体发生了什么。

许多具有这种生存方式的人与他们的身体是没有连接的，也不能觉察他们的身体。当我引导卡拉更多地与她的身体连接时，重要的是她的初始经验是积极的，这样与身体的连接就是愉快的而不是痛苦的。

> 卡拉：从心这里舒展开来……腿部和手臂开始放松。尤其是在这
>   里……（指向她的心口。）

膈膜的紧张是有过早期或严重创伤的个体与自身体验解离的重要方式之一，所以她在那个区域感到放松是一个好的迹象。我们现在正进入治疗进程的新阶段。当高唤起和令人休克的能量释放时，她能在她的身体和她的接触中逐渐感到安全。

> 卡拉：（指着那个抱着她的女人）我能感觉到她的呼吸，也能听到她的呼吸声，这有助于我放松……（她的身体放松，呼吸更顺畅。）
>
> 拉里：当你说这对你有帮助时，观察你身体的体验。
>
> 卡拉：这样能帮助我呼吸。我的腿又开始颤抖和放松……（长时间的停顿。）
>
> 拉里：有时候从你的眼睛里，我看出来你就在那里，但有的时候又不在。你仍然有着目光的游离，按照你自己的节奏来，当你意识到你在强迫自己进行目光接触时，你可以把目光移开（长时间的停顿）……当你闭上眼睛，你的身体会发生什么？
>
> 卡拉：感觉现在的放松多了。

我保持沉默，给她很多时间来放松，我不想用言语来分散她的注意力。

> 拉里：这感觉仍然可控吗？

当来访者有强烈的释放感时，问这个问题很好。这让她将注意力集中在一个反应上能获得更多的能量，而这必须被密切监控，以免变得不堪重负。如果她说这种释放难以承受，我会转移她的注意力，可能对她说话，甚至分散她的注意力来让她的身体休息。

> 卡拉：（睁开眼睛）我需要看看你是否还在那里。

拉里：（长时间的停顿）……我希望你能注意到一个过程，有时
当你睁开眼睛（看着我）时，会有很强的连接。你确实和
我在一起……你可以相信，当你为那些时刻做好准备的时
候，我还会在这里。你不需要强迫自己做任何事情。

卡拉：（她的脸红了，洋溢着大量的积极情绪，笑中带泪。）

拉里：注意我的话对你的影响。

我继续把她带回到她内心的体验中。

卡拉：（更多的泪水和微笑交织在一起。她的脸变得更红了。）我
想被人看见，又不想被人看见，很不确定……我能从你的
眼睛里看到你没有在评判任何事情，而我也真的被允许这
样。我可以让自己和别人保持联系。当我目光离开的时
候，我在看你是否在评价我。这和你的眼睛有很大关系。
我看得出来你不是在评头论足。这也和手有关。（她指着仍
握着她的朋友的手。）

卡拉正在明确她连接生存方式的核心困境。她正体验着与人接触的不
适感和她有限的忍耐力。这使她的感觉从"没有任何人可以帮助她"转变
为意识到自己无法与他人产生连接。她对连接的深切渴望与巨大恐惧并存。
她意识到自己强烈的连接欲望和与之伴随的恐惧之间的冲突。

卡拉：（啜泣）非常感谢。

拉里：（长时间的停顿）……关注你身体里那种感恩的感觉。

重点是要在感觉中锚定积极的状态。

卡拉：（漫长的停顿）……与此同时，我意识到这次治疗所探索的
深度。在感恩的同时，也有一种麻木、颤抖、恐惧的感觉。

当她与自己的身体重新连接时，会感到不愉快的感觉更强烈了（这是正常的），这些感觉包括恐惧、兴奋和震惊等，这些都导致了她的解离。重新连接激活了原始创伤的内隐记忆，在原初的创伤中，她需要的连接无法获得。在某种程度上，当消极情感变得更可控时她就不再需要解离了。

卡拉：即使在细胞水平上，我也能感觉到这些。

拉里：（停顿）……当下你能够感受这些深刻的转变，观察它们，追踪它们。

无论何时治疗师看到来访者能力的提升，比如自我观察、共情，或与困难情绪相处的能力提升时，反馈出来是很重要的。注意观察我的镜映之后来访者的反应。

卡拉：我对此感到莫名自豪，因为我知道我的大部分生活不是总像这样……能够停留下来……就像……我在这里……

卡拉说"我在这里"反映了她在解决长期解离问题上迈出的重要一步。

拉里：注意你说这些话时的感受。

卡拉：成熟。我觉得成熟。当我感觉成熟的时候，颤抖停止了。现在待在连接里舒服多了。

拉里：再说一遍，你不需要勉强，连接或者远离都没关系……是的……（她深吸了一口气）……当你深吸一口气的时候，现在发生了什么？

卡拉：……更踏实。

拉里：更踏实……是的……

卡拉：（长舒一口气）……

拉里：从此时此地开始，当你回顾你的生活，回顾你在治疗之初
　　　讨论过的羞耻时……为了更好地理解，你会用什么词来描
　　　述你所感到的羞耻？

　　既然她已经处于更有条理、更平静的状态，我提出了她在治疗开始提
到的她人生中的羞耻感。当来访者体验到神经系统组织的增强时，他们能
够迅速修通大量的个人经历。

拉里：（很长时间的停顿）……也许这个问题太过理性了？

　　尽管我知道使用非言语材料的速度很慢，而且要花很长时间，但在我
看来，停顿的时间太长了。我开始想，也许我的问题不合适。然而，事实
证明卡拉身上发生了一些其他的事情。

卡拉：我当时不能说话（可能指的是一种前语言体验）。当时没有
　　　任何语言。当我努力去尝试……用言语难以描述。那就像
　　　被抹去、被杀掉一样。
拉里：（长时间的停顿让她有时间来理解她说的话）……有些词语
　　　可以描述这种无言的经历。现在你正在想这些词语。

　　从大脑右半球到左半球，卡拉开始用语言表达受损的核心连接主题。
对于早期创伤，通常没有明确的叙述，只有一种感觉上的伤害、羞耻和邪
恶，通常没有清晰的故事。因此，重要的是，在治疗师的协调和帮助下，
给予足够的时间让感觉浮出水面，给来访者足够的时间来组织成一个连贯
的叙述。

卡拉：我身体深处的感觉（比语言能表达的）要多得多……抹去
　　　了，无处可逃。

　　她早年生活经历中的非语言性的碎片化的创伤正在形成连贯的叙述。

拉里：对于那些没有语言表达能力的人来说，你是在完美地描述你的经历。真的，你在描述我希望和大家交流的关于早期创伤的事情。（停顿）……我再次注意到，当你提及一些词语的时候，你内心的某些东西在不断软化。

再一次，我镜映了她体内正在发生的积极变化。

卡拉：不能说话是被冻结的一部分。就像在监狱里，我把钥匙丢了。

拉里：当你对这个"监狱"进行非常清晰的描述时，我注意到你体内的某些东西在不断变化。

我的镜映是笼统的，只是简单描述我看到了一些变化，而没有详细说明什么在变化。这很重要，因为它保持了流动感，而不会在离散的感觉和再入的过程和细节中迷失。

卡拉：我正要迈出（监狱）去。

拉里：当你走出去的时候，你的身体会发生什么？

卡拉：我从寒冷中走出来……（灿烂的微笑）现在缓和多了……麻木少了……右膝和左脚仍然有（一些麻木）。

拉里：（我指着那个还抱着她的女人）我想你选对人了。我注意到她与你的经历产生了共鸣。（卡拉点头微笑）关注共鸣的感觉。（更深的呼吸、微笑。）

卡拉：哇……哇！所有的热量都来了。

当她从冰冻状态中出来时，她感到更热了。卡拉现在可以忍受更多的能量，当能量整合时，她就会体验到更多的热量和活力。

卡拉：从那里开始……（指向她的肚子。）

拉里：给它发热的时间……

卡拉：（深深地呼吸……微笑。）

拉里：就是这样。（长时间的停顿）……你笑了。

卡拉：我们之间这种微妙的关系……深深的连接、被接受……我感受到了这种深深的爱，这种爱，无须深思熟虑……现在又一股热浪要来了……说出来很重要，但我真的需要时间，在这种微妙的交流中……在爱的层面上……创伤已经发生了。我能感觉到创伤就是从这里开始的。当我让自己深陷其中时，我能真切地感觉到，这是唯一的存在和爱。当我意识到可能有不受欢迎时，就会有这种之前我描述的羞耻和身体反应。

在卡拉越来越有组织性的成人状态下，她能够面对创伤而不会迷失在既往的创伤中。正是在这种新的、安全的、涵容的成人状态中，她才能够辨认出她的早期创伤及其来源。卡拉在感知和识别创伤的同时保持组织性和处在当下的能力是她生存方式的核心，这很好地说明了 NARM 的正念、非退行式的视角。

当孩子经历早期的前语言期创伤时，会形成扭曲的自我意象，并试图理解他们持续性的痛苦。痛苦中的婴儿感觉很糟糕，当痛苦持续时，他们最终会认为自己很糟糕。以卡拉为例，她试图通过持续的、持久的羞耻来解释她一生的内心痛苦。治疗连接生存方式中长期的羞耻感、恐惧和认知扭曲，必须了解儿童如何对他们所经历的早期环境失败进行内化、感到羞耻和负有责任的。

卡拉：（长舒一口气……微笑……）

拉里：在这里，当你看到并接纳过去的创伤后，你的身体体验到了什么？

我想进一步帮助她面对过去的创伤，而不是去认同它。

卡拉：我想到的第一件事……太神奇了，它不像我想象的那么戏剧化。这不是一件大事情……或者说，有一种阻抗阻止我意识到这不是一件大事。

她显出有些困惑的样子。很重要的是，她终于感到她曾经那么恐惧的创伤并没有想象中那么痛苦。这是非退行疗法的好处之一。在这次治疗中并不那么痛苦是因为她从理性的成人角度去面对创伤。

拉里：我想提醒你的是，从你现在的角度来看，这不是一件大事，但在某一时间点上，这是件大事。

卡拉：（大口呼气、微笑、点点头）……是的，我能感觉到它在我心中回荡。在内心深处，有一种痛苦，一种对这个事实的肯定，在过去的某个时刻，这确实是一件大事。

拉里：当你承认的时候，你的身体现在发生了什么？

卡拉：还有很多的释放，但更多的是我在身体左侧，但是现在，我开始慢慢移动。我将要转向右边。

拉里：这是对的。给这种转变所需的时间。（长时间的停顿……）

拉里：现在发生了什么事？

我给了她重新调整和整合的时间。

卡拉：我想试着和你保持连接。

拉里：注意，只是在连接，而不是试图连接。你不必去尝试。

卡拉：我不是很明白这个句子的意思，"你不必做……"

拉里：你不需要去尝试……听起来不可能……（她笑了）……事实上，我希望你做的是让你的眼睛感觉像磁铁一样。

回到她目光接触的问题上，我鼓励她继续自由移动目光，正如我们在治疗早期看到的那样，强迫性的目光接触使她远离连接。不去费力地关注目光影响了整个神经系统。

> 卡拉：（花大量的时间尝试让她的眼睛变得像磁铁一样，然后她笑了）……在最深处仍有疼痛，但表面上它变得越来越柔软。
>
> 拉里：让我为你建立一种理性的连接。似乎你感觉自己越不受欢迎，你就越想要尝试。（她深深地吸了一口气）……你感觉自己越受欢迎，你就越不用去尝试。
>
> 卡拉：（有很多情绪浮现出来）……而且我尝试的越少就越受欢迎。（大笑……停顿……多次叹息。）
>
> 拉里：你现在注意到什么了？
>
> 卡拉：（头部轻微的不自主运动）我的头部有一些东西放松了并延续到我的脖子……

这种头部和颈部的放松表明卡拉正在摆脱长期存在的、未解决的创伤，以及与之相关的长期威胁感。她一生都在处理由不完整的防御 – 定向反应引起的身体和情感症状。正如我们所看到的，当受到威胁时，个体就会本能地适应威胁而做出必要的生理决策去战斗、逃跑或者冻结。当成功做到战斗或逃跑时，身体会重回放松状态。对于那些有过未解决的威胁经历的人来说，即使真正的威胁过去了，身体和相应的大脑区域仍然在发出危险的信号。不完整的防御 – 定向反应会导致身体的长期紧张和警觉，特别是眼睛、脖子和头部。恐惧也会变成长期性的。这种天生的生存机制的可预测的生物学序列以及相关的情绪影响在第 7 章讨论过。

当孩子被遗弃，或者当他们的家庭或环境是身体或情感威胁的长期来源时，防御 – 定向反应是不可能完成的。对于无法战斗或逃跑的脆弱的儿童来说，唯一可能的选择就是冻结和解离。除非这些被解决，否则这种长期的冻结和解离就会成为连接生存方式的基础。这种连接生存方式会持续到成年期，并对个体的人际关系能力和生活质量产生负面影响。

当卡拉感觉更安全时，她开始产生探索－定向反应。正如恐惧和冻结是不完整的防御－定向反应的一部分，好奇心和社会连接活动是探索－定向反应的指示器。当卡拉觉得更安全的时候，她的头部和颈部会出现一些自发的小动作。这些小的自主运动是探索－定向反应重新回归的生理标记。只有当生物体不再感到威胁时，这才有可能。正如我们在卡拉身上看到的，随着她身体中对威胁的感觉和相应的唤起水平的降低，她不再像以前那样感到环境是危险的。她的头部和脖子放松了，她体会到好奇地走向周围环境的冲动。

> 拉里：给它点儿时间。
>
> 卡拉：随着我体验到头部的扭动，有些东西消失了，有些东西回来了。（长时间的停顿）……我感到脖子在放松，这不是分裂……有些碎片回到左边，有些回到右边……

随着连贯性的增加，卡拉叙述了开始整合的不同碎片。

> 卡拉：这和我的眼睛、耳朵和下巴有很大关系……当我在观察这个过程的时候，我也感觉到了整个身体的放松。这让我有可能好奇地注意到我脑子里发生了什么。
>
> 拉里：有一个过程已经开始了，我想会持续一段时间。所以我们会再花几分钟的时间……来结束这次谈话，但这并不意味着你身体里已经开始的工作必须停止。
>
> 拉里：当你睁开眼睛的时候会发生什么？
>
> 卡拉：我真的能看见你。
>
> 拉里：我也真的能看到你……（微笑时不断点头。）
>
> 卡拉：谢谢。
>
> 拉里：也谢谢你。

第 10 章

解决之道

与自我和他人的连接

这一章不仅为那些与具有连接生存方式的来访者一起工作的治疗师提供有用的信息，而且对任何与这种生存方式或与其中的元素斗争的人来说也有帮助。它在某程度上为理解复杂的修复连接的过程提供了指南。

与自我和他人连接是人类最深切的渴望，也代表着具有连接生存方式的个体最极度的恐惧和最大的挑战。治疗这种适应性生存方式的组织原则涉及增加与自我和他人连接的能力，提高"存在的权利感"，以及在生命里和世界上拥有一席之地的内在权利。与自我连接，包括了解我们在情绪和身体方面的感受能力。与他人的连接，意味着有能力保持稳定和亲密的关系。NARM 治疗过程的一个重要部分就是使人们意识到一个人与"连接"这一主要原则的关系，以及许多症状背后的困难。由于我们大多数人都有这种生存方式的某些元素，因此在这个主题上最为挣扎的人可以教给我们一些重要的东西。

如何帮助具有连接生存方式的个体走出解离，重新回归连接是本章的首要主题。在治疗上，这两种人是有很大区别的，一种人由于早期休克性或依恋性创伤，与自我和他人连接很少；而另一种人，将解离或与他人连接中断作为在生活中应对创伤的手段。当个体体验了早期积极依恋关系时，比起那些只能获得有限的情绪、身体和积极关系的人拥有更多的资源和再连接能力。对于具有连接生存方式的人来说，羞耻、分离、依恋困难以及未整合的愤怒会变得更强烈。如果一个人从未有过与身体有连接的体验，那么解离对他的影响会更加深远。在这种情况下，对他的治疗会更复杂，也必须进行得更缓慢。

在过去的 30 年里，我（拉里）督导了成千上万经验丰富的治疗师，并为他们提供咨询，这些治疗师拥有各种各样的培训经历和背景。我注意到在这些才华横溢且经验丰富的临床医生的工作中，有一些共同的工作模式限制了他们为具有这种生存方式的来访者提供有效的治疗方法。如果不能充分理解这种适应性生存方式的主要组织原则，治疗能否成功也是不确定的，在某些情况下，治疗甚至会造成再创伤。当治疗师过分关注这种生存方式所特有的绝望、孤独和恐惧的症状时，治疗就会出现问题。关注症状并不能解决这种生存方式的根本问题，这种生存方式的核心是围绕着"连接中断""认同扭曲""病态羞耻""神经系统失调""攻击性的扭曲"以及"完全丧失活力"等问题的。

具有连接生存方式症状较多的个体，会表现出各样的心理特征，例如边缘性人格障碍、强迫症、解离、抑郁和焦虑障碍、低自尊、依恋和关系困难等。仅举几个例子，诸如极度绝望、恐惧以及成瘾，这些调节障碍的根源都始于发展的第一阶段。肠易激综合征、慢性疲劳综合征、纤维肌痛，以及环境敏感等生理症状也可能是早期创伤引起的严重全身性失调的结果。具有连接生存方式谱系症状较少的个体，他们在社交场合害羞或感到不舒服，无法触及自身的情感，他们是强迫性的孤独者、探索者和梦想家。

NARM 的基本原则

本章介绍了 NARM 治疗的组织原则，并将其应用于连接生存方式。在 NARM 的方法中，我们与经历过发展性创伤的个体的生理和心理问题同时工作，侧重于认同与连接、调节能力之间的相互作用。NARM 使用四个基本的组织原则：

- 支持连接和组织；
- 探索认同感；
- 工作于当下；
- 调节神经系统。

虽然在上文和表 10-1 中是依次列出，但实际上在治疗过程中的主要原则、工具和技术是有机地交织在一起的。在 NARM 中，我们在"图形 – 背景"的过程中，同时跟踪几个主题：例如，在任何一个时间点，我们可能主要关注认同的主题，而连接 – 中断和安全感的问题处于背景之中，而在其他时候，连接中断的过程可能是当前的焦点，而其他主题处于背景之中。

表 10-1　NARM 的主要原则、工具和技术

NARM 的主要原则	工具和技术
1. **支持连接和组织**	探究
● 追踪连接和中断	好奇心
● 追踪组织和混乱	资源
● 开发积极的资源	根植
● 鼓励躯体正念	定向
● 用眼睛看	关注此时此地
● 理解重新连接的挑战	跟踪
● 治疗关系的维护	镜映
2. **探索认同感**	容纳
● 支持扩展和活力	滴定
● 对认同和反认同工作	摆动
● 指导否定认同	躯体正念
3. **对当前工作**	心理教育
● 促进主体性和赋权	学会倾听
4. **调整神经系统**	自我参照的能力
● 容纳、根植、定向、滴定、摆动	神经情感的接触[①]

①神经情感的接触将在第 11 章中讨论，并且应当是只有受过训练的接触治疗师才能使用。

1. 支持连接和组织

与自我和他人连接的核心能力受损，必须通过连接生存方式来解决。连接过程有两个平行且互补的、有组织的方面：（1）与自我、身体和情绪的连接，以及（2）学习与他人连接，将其作为一种丰富的相互体验，而不是作为威胁的来源。

探索有意识和无意识的对连接欲望的矛盾心理是一种核心取向，能为具有这种生存方式的个体阐明治疗方法。无论症状和表面问题如何，牢记对那些与连接中断痛苦斗争的人来说，连接的主要原则会使治疗过程更加丰富及高效。对于具有连接生存方式的个体来说，他们对连接最深切的渴望也是他们最深刻的恐惧，关键是要解决关于连接的冲突，因为它表现在他们的症状中，表现在目前的生活中，以及表现在治疗关系中。为了有效地支持连接的可能性，NARM 治疗使用一种注重过程的正念方法，即观察病人，观察他们如何在"连接－中断"和"组织－混乱"的状态中游离：观察他们的身体、神经系统、人际关系能力，以及治疗关系本身。

追踪连接和连接中断

从一开始，NARM 就从三个体验层面关注来访者的治疗过程：认知、情绪和身体，为了支持来访者对连接－中断的正念意识，同时表达他们的体验，NARM 治疗师可能会问：

> "当你在谈论生活中的这个问题时，现在你的体验是什么？"

有意识地使用"体验"一词能尽可能地使初始问题保持开放的态度，无论他们可以在怎样的水平上去感知，引导来访者关注他们的体验。对于具有这种生存方式的人来说，过快地涉及身体，甚至情绪的问题，可能令其过于痛苦。我们将会看到为什么要慢慢地接近情绪和感觉，这是处理连接生存方式的一个特别重要的方面。NARM 治疗师正念地跟踪和反映来访者的连接中断和孤立倾向。挑战常规的连接中断的习惯模式并寻找正确的节奏来支持重新连接，就像举重一样，太多、太快会造成伤害，而太少就不会有成长。随着治疗的进展，我们会更多地了解来访者与身体和情绪接触的能力，我们应当相应地调整我们的干预措施和节奏。找到跟踪的最佳方法，并时而温和地挑战生存方式的固有模式能支持成长的过程。

唤起积极的连接体验

连接能力是一项重要的资源。无论对谁来说，协调现有能力并建立健康的连接是很重要的。有些人受了伤，以至于他们没有意识到任何内在的连接运动。事实上，他们的意识是相反的：他们的冲动是远离连接。无论来访者的个人经历多么痛苦，我总是帮助他们意识到，在他们的生活中，有很多内部或外部资源支持连接。我可能会问，此时此地或在过去，什么是或者谁是积极的连接来源：

> "我从你告诉我的事情中感觉到，这对你来说有多难。所以，在你继续讲述这个故事之前，我想知道，是否有人帮助你解决这些问题。"

这个简单的问题通常是引导来访者迈向积极资源的第一步，将来访者的注意力转移到积极的连接体验上（而不是推动来访者再次体验痛苦的解离状态），支持自我安慰，并为神经系统带来更多组织性。有必要帮助来访者慢慢地将注意力从他们生活中无用的事情上转移开来，并鼓励他们把注意力集中在任何连接体验上（内在的或外在的），当前或曾经的积极的连接都可以。无论个体体验到何种积极的连接，他们都可以利用这种重要的资源，以支持增加的联系和连接。

在当下时刻体验积极记忆、图像和联想对心理和神经系统的影响对所有来访者都很有用，但对于那些具有连接生存方式的人来说尤其有用，这些人与现有体验连接中断得最多。当来访者能够找到外部资源（如重要人物）或内部资源（如生存意愿）时，我会跟踪识别这些资源是如何影响他的当前状态的。当我观察到软化或放松时，我会向来访者传达这两个组织性增加的指标，并邀请来访者注意体验这种放松。

> 拉　里：我注意到当你谈论起对你帮助很大的祖母时，你看起来很放松，这与你的体验相符吗？
>
> 来访者：嗯……我觉得我很放松。
>
> 拉　里：能多说一点你的体验吗？
>
> 来访者：我全身都觉得轻了。

在 NARM 治疗周期中，增加的放松和神经系统的组织表明与身体的连接也增加了，并且随着与身体的连接的增加，神经系统的调节也增加了。

初级和默认情绪

初级情绪导致整合，而默认情绪使个体陷入一种分裂的状态，导致与核心生命力连接和整合能力的下降。大多数人都倾向于体验到某种特定的默认情绪。情绪越呈习惯性和自动性，就越有可能发展为默认情绪。并不是说默认情绪"不好"，而是当它们成为自动反应的一部分时，这种情绪会使生存方式固着，而不利于重新连接和成长。

我们都知道有些人，无论他们实际的感受是什么，他们都会变得愤怒。他们的初级情绪可能是悲伤、受伤、脆弱，甚至是更原始的未解决的愤怒，但他们自己意识到的，以及他们向世界展示的是一种无根据的、失去连接的愤怒，这些是他们更倾向于表达出来的。对于他们来说，愤怒已经变成了默认情绪；而对于另一些人来说，愤怒也许是初级情绪，但是无论他们的感受是什么，他们的默认情绪都是悲伤。

广泛了解初级和默认情绪是帮助个体获取更深层次的体验和内在联系的重要工具。很多来访者在处理困难的情绪时，并不知道他们除了自动转向默认情绪，对他人发泄情绪或让情绪转而针对自我之外，还有其他解决方案。在 NARM 中，我们提供了一个中间地带，在那里，情绪可以被体验并接纳，从而增加了与生命力、力量、独立性，以及能够增强连接的亲密关系。

跟踪"组织 – 混乱"

组织性是一种安全、轻松、好奇、有生产性和创造性的体验。组织性提供了一种内在的连续性和现实的自信，令人即使面对生活中的挑战，也能拥有这种自信。最终，组织性反映在活在当下的能力中，而当一个人通过"未完成的过去"的扭曲和有限的视角来体验生活时，就会发生混乱。组织反映了一个人的心理弹性，表明他拥有深度情感的能力和与自我和他人连接的能力，身体健康，以及他生命叙事的连贯一致性。混乱的生活和支离破碎的叙事，反映了一种混乱的无序状态。组织性在不同水平的体验中都表现出一致性：认知、情感、行为和生理。有早期创伤的来访者，他们的症状很严重，他们倾向于主要关注那些他们生活中现有的或曾经的问题。这种倾向虽然可以理解，但却对神经系统造成了破坏。把注意力集中在一个创伤的叙事上，而没有提到身体和神经系统是如何应对或者应对失败的，这种叙事所带来的唤起会导致更多的混乱，甚至是再次的创伤。在NARM 中，当我们讨论生活困难或创伤时，我们会时刻追踪组织的混乱状态，当创伤的叙事变得过于活跃时，帮助来访者转移他们对它的注意力。例如，NARM 治疗师可能会说：

> "尽管事情对你来说很艰难，但你的生活中是否有一些地方让你觉得它在起作用，或者给你带来了快乐或满足？"

当来访者谈起自己的痛苦经历时，NARM 治疗师需要牢记调节能力的重要性。当他们谈论过去时，提醒来访者体验当下，这是支持再调节过程非常重要的第一步。通过发现来访者的神经系统、身体、关系及生活中有组织的领域，并对其工作，NARM支持持续的调节能力的发展。一项重要的组织原则是，与其聚焦于创伤或痛苦的症状，不如去发现并在快乐的、令人满足的或功能更好的领域工作。当然，有时候命名和分享痛苦可以带来更多的组织性，治疗师必须能够倾听来访者痛苦的叙述。与此同时，NARM治疗师的问题会让来访者意识到他们神经系统的状态，并持续增加调节能力改善的可能性。例如，当来访者遇到困难时，我可能会说下面的话。

> 拉　里：我要打断你一下，现在请你注意一下你在谈论你的困难时的体验。
>
> 来访者：我的身体越来越紧，尤其是在我的胃里。
>
> 拉　里：我打断了你，因为我看得出你越来越紧张，而且你没有注意到那种紧张感。最终，我想要听到整个故事，但我鼓励你以这样一种方式谈论它，这样你就不会不堪重负或者中断连接。
>
> 来访者：你让我慢下来，我松了一口气。
>
> 拉　里：（停顿）……告诉我更多关于你"松了一口气"的感觉。
>
> 来访者：我感觉不太紧了，我的胃也开始舒服了。

因为在日益增长的唤起发展成混乱和失调之前，来访者往往无法将其察觉或识别出来，重要的是要让他们意识到这一点。许多来访者，如上面的对话一样，对放慢速度表示欣慰。治疗师可以通过关注来访者的生理指标来追踪组织性的增加或减少：肌肉的紧张或放松、呼吸模式、面部表情、皮肤颜色，以及动作。通过关注治疗总体上的发展是带来了更多的组织性还是更多的混乱，以此来监控和支持来访者的调节能力，这才是治疗的关键。

表 10-2　重新连接的基本步骤概述

重新连接的基本步骤概述

1. 探索来访者"连接中断"的体验，以及在他们当前的生活中，这种中断的症状是什么。这可能有助于让人们意识到这种连接中断的模式在什么地方产生，以及是如何产生的，但其目的并不是主要关注过去
2. 认识和理解来访者应对机制的生存价值，以及来访者所一直使用的适应性生存方式造成了目前的连接中断
3. 识别这些生存方式是如何在身体中表达，并通过认同和行为继续保持的
4. 给基于羞耻和骄傲的认同带来专注的正念意识，并帮助他们否定认同。挑战那些限制来访者生活的不健康的行为模式，让他们重回过去
5. 修通生命力的扭曲，重新连接失去的内部资源，以及原始的核心自我表达

积极资源

从治疗上来说，积极的资源利用了一个人的生活、心理和神经系统中那些功能性的、有组织的和连贯的元素。积极的资源促进了当下的积极状态，也可以调动那些进入意识的、积极的人生体验的记忆。积极资源通过促进自我安慰、放松和提高组织性来使身体、神经系统和社会关系更为稳定。痛苦、空虚、焦虑和极度的恐惧是缺乏内部组织性和连接能力的症状。

多个层次的资源都能支持连接和重组。人的资源是最有帮助的：任何一个人，例如一个慈爱的祖父母、一个有经验的老师，或者一个导师，都可能是一个积极的资源，在治疗过程中，他们的形象可以被用来支持重新调节和连接。早期创伤越迁延日久，就越难找到人的资源，因为人经常被视为威胁的来源。对于那些有着连接生存方式的来访者来说，与动物、自然或上帝的连接会让他们感觉更安全，这是很正常的，因为任何一种连接都可以成为一种积极的资源。

我们大多数人所能获得资源比我们意识到的要多。对临床医生来说，重要的是要记住，如果来访者在外部世界的功能正常，他们就会利用内部和外部的资源。即使在最混乱的生活中，也有可利用的健康的能力和资源。我们都听说过一些人，他们来自那些不正常或有虐待倾向的家庭，他们在

成年后依然过着成功的、有意义的生活。我们经常看到他们记住了他们的生活中一个或多个重要人物——祖母、老师、阿姨——这些重要人物教导他们，尽管他们的家庭生活很痛苦，但世界仍然有爱和善良。

积极资源对治疗的影响

我们可以理解资源对治疗的三个不同领域的影响：认知、情感和生理。我问那些童年遭受过创伤的来访者的第一个问题是，是谁或是什么帮助他们克服了那些困难。这个问题在几个层面上是有帮助的：

- 从认知上来说，认识到积极的内部资源可以帮助来访者不因自己的困难而自责，或感到羞耻。当治疗师识别并镜映他们的来访者的积极能力时，来访者会将思维从创伤性的认知扭曲和消极的自我评价中转移出来，从而变得更加自我接纳。

- 在情感层面上，来访者可能从来没有想到过一直持续不断支持他们的力量。他们往往没有意识到，他们在处理终生困难的过程中表现出的坚韧和勇气。认识到他们可能没有意识到的外部支持，以及他们自己没有意识到的内在力量，这是很有帮助的。

- 在神经系统的层面上，充分利用内部和外部资源，加强和提高调节的能力。认识并承认资源对神经系统有进一步的镇静和调节作用。

- 此时此地的资源现在中断了大脑的预测过程，并增加了重要的否定认同的动力。在打破大脑固有的预测过程，帮助来访者不去强烈地认同自己恐惧的内容，基于身体的资源比认知的意识更强大。

当我们通过发展性创伤的视角来看待我们自己和周围的世界时，我们的视角就会被分裂的愤怒、痛苦、迷惑和休克所蒙蔽。专注于内部和外部资源的治疗取向是一剂解药，它将来访者的注意力转移到一个更大、更真切的关于他们自身及其生活的画面上。它使人们意识到自己所拥有的能力，并提醒他们世界上有爱和支持。

积极资源的利用

关注积极的资源和相关的安全体验，建立和加强了神经系统中的组织状态。不应该反复地把注意力主要集中到功能失调性上，从而强化功能的失调性，而应一步一步地帮助来访者把他们的注意力从只关注那些在他们生活中功能不良的事情上转移开来，鼓励他们关注那些他们觉得有连接和有组织的经验领域。

与发展性创伤相比，在处理休克性创伤时，往往更容易找到和利用积极的资源。当来访者开始讲述令人震惊的创伤事件时，比如强奸或者车祸，他们明显变得焦虑或连接中断。我打断了不断升级的唤起，并解释说，尽管我最终想听整个故事，但我提议从一个不同的问题开始：

　　　　"告诉我你在事件结束后第一次感到安全的时刻。"

假如在事件发生后，他们能有一种安全的体验，他们就会放松下来并长舒一口气。然而，对于发展性创伤，长期缺乏安全的体验，这一过程将变得更加复杂。寻找来访者生活体验中至少是相对的安全感是有必要的。图 10-1 中的练习对于识别积极的内部和外部资源是有用的。

识别积极资源

外部资源

花点儿时间写下你生命中拥有的所有外部资源。当你想起曾对你有支持和帮助的那些人、地方、活动、宠物或组织时，注意你在情感和身体上的感受。通常持续几周坚持这项练习之后，你就会想起更多的资源，然后把这些增加到你的列表中

内部资源

列出你所有的内部资源（坚韧、建立友谊的能力、好奇心、开放性等）。当你认可自己本身的这些积极方面时，留意自己的情绪和生理反应。在承认自己的优势时，注意自己有哪些感受

图 10-1　帮助识别积极资源的练习

利用积极资源的工作大纲

以下是一项简化方案，用于为有发展性创伤的个人提供积极的资源。

● 询问有关积极的支持性关系或生活状况的问题，这些都是他们生活
　中的资源。

拉　里：你的父母像你描述的那样喜怒无常，那样虐待你，我想
　　　　知道你是怎么活下来的。

来访者：对我来说，学校（教堂、童子军、邻居、亲戚）是我唯
　　　　一感到安全的事物。

● 鼓励来访者进一步挖掘资源。

拉里：跟我说说你在学校的情况。

当来访者深入了解有关资源体验的细节后，反映出组织性的进一步增
加。在这个来访者概括地描述了他在学校的经历后，我唤起了他对于当时
得到满足特定需求的意识。

拉　里：有什么是特别有帮助的事物？

来访者：我五年级的老师，马丁先生，他真的很喜欢我、关心
　　　　我。他发现了我的潜能。现在回想起来，我意识到正是
　　　　因为他，我才开始意识到我很聪明。他和我爸爸很不一
　　　　样，我爸总是贬低我，说我愚蠢。

● 留意来访者在谈论他们生活中积极事件时的反应。寻找任何放松或
　唤起释放的迹象，比如微笑或身体放松，并向来访者反映这个变
　化。当组织性和协调的迹象出现时，做出反馈并帮助来访者关注放
　松的感觉。

拉　　里：当你谈到马丁先生时，我注意到你在微笑。我想知道你
　　　　　　现在的体验是什么？

来访者：我感觉到一些情绪，但感觉很好。

拉　　里：如果你给那种感觉一点儿时间，看看会发生什么。

显然，干预措施往往比上面所述的基本要点更为微妙。然而，为了支持自主调节，简单的语言唤起了特别积极的关系，这对于唤醒创伤中已经冻结的情感核心是有用的。

治疗师们常常纠结于如何帮助那些封闭自己和解离的来访者。当一个来访者识别出一种积极的资源时，就会有激活或唤起的释放反应，这反映了神经系统的调节。当来访者谈论他们的积极资源时，我将会留意对资源的意识有什么影响：表达能力的增加、身体的放松、声音的清晰、微笑、呼吸中的积极变化、肤色的明亮。

随着对有组织部分的工作继续进行，来访者会体验到情绪调节和扩展的增加。在症状起伏、摆动的自然过程中，组织紊乱的部分，包括痛苦的影响、消极的信念、基于羞耻的认同和其他症状不可避免地浮出水面。只有当来访者稳定下来，治疗师才能将他们的注意力转移到原来的痛苦的叙述上。治疗师要帮助来访者学会处理表现出来的情绪问题，教导他们要保持对他们情绪痛苦的双重意识，同时帮助他们认识到这些痛苦的影响往往是过去的遗迹。重要的是不要把痛苦情感推开，与此同时，同样重要的是，不要强化对痛苦的认同或陷入痛苦情绪。这种正念的双重意识过程支持着不断增加的组织性，这反过来又支持更强的正念能力。

一些有着特别困难的历史的来访者可能比其他人更难识别资源。如果他们找不到任何积极的人际关系，我鼓励他们在生活的其他方面寻找积极的连接。举个例子，如果他们提到自己有一只狗，这是他们一生的挚爱，我可能会说：

"我注意到，当你在谈论你的狗时，你身上有一些东西似乎
在发生改变。你感觉到什么了吗？"

当一个资源被识别出来时，我鼓励他们报告相关的感觉细节，比如颜色、气味和声音。积极资源的感觉细节对神经系统有强大的组织和调节作用。我可能继续问：

"当你谈论你的狗时，给自己一些时间去注意你的感受。告
诉我一些你喜欢和你的狗一起做的事情。"

当回忆或想象任何一种积极的资源时，不管是过去的还是现在的，重要的是将来访者的体验引导到当下：

"当你告诉我和你的狗玩耍的时候，你现在注意到了什么？"

最终，随着治疗的进展，来访者将会发展出更多的能力来将其他人视为可能的支持来源，而不是作为威胁的来源，但在开始的时候，治疗师可以利用任何可用的资源。

躯体正念

NARM 在传统的正念练习中增加了躯体正念，以帮助个人提高自我调节和连接的能力。在 NARM 中，躯体正念是一种主要的原则，它是一种技术，既能调节神经系统，又能支持来访者摆脱扭曲的认同的限制，包括病态的羞耻感和内疚感。由于早期创伤，具有连接生存方式的来访者的神经系统极度紊乱，认同也极端的扭曲。因此，对他们来说，做到躯体正念比具有其他生存方式的人更困难，但是随着他们的躯体意识的发展，他们会有显著的成长。

这种治疗的核心价值在于支持来访者倾听每一个层次的体验。我们越

能学会倾听自己的想法、情绪和感觉，我们就越能体验到内在的流动。当我们长期不注意、不倾听我们身体的时候，它会找到方法来引起注意，有时是以症状的形式对我们"大喊大叫"。当我们学会倾听我们内心的状态时，就更容易自我调节，症状也会减少。

追踪身体连接

在 NARM 中，与身体的可靠而稳定的连接发展是神经系统重组和重新调整的生理基础，也是否定认同过程的主要支持来源。通常具有连接生存方式的个体所经历的解离反映了他们与身体和情绪核心的分离。因为每一种认知和每一种情绪都有其生理基础，所以追踪在身体连接背后潜在的思维和感觉是很重要的。在接下来的对话中，我帮助来访者通过正念的情绪追踪来加深对她的新情绪的觉知。

拉　里：当你谈论你的处境时，我注意到你有些眼泪。你现在在情绪层面上意识到了什么？

来访者：我感觉有些难过。

拉　里：让难过留在那里可以吗？

来访者：好的，但这让我害怕。

拉　里：慢慢来。花点时间找到根植的感觉，我们会以一种让人感觉可控的节奏来探索这种感觉。

来访者：（花了些时间找到根植的感觉）……我一直很害怕，如果我让自己感受悲伤，它就永远不会结束。

拉　里：你现在感觉到悲伤了吗？

来访者：有一点点。

拉　里：假如你允许自己有一点点难过的时候，注意到你的身体发生了什么？

来访者：很奇怪的是，当我允许悲伤存在的时候，我开始有点放松了。

拉　里：当你不和情绪对抗的时候，你开始放松了。我们已经见过很多次了，这种情绪会来来去去。

请注意，这是一个非目标导向的过程。它并不是专注于让一个人进入那种感觉。对其隐含的理解是，当来访者允许他们的情绪存在时会感到安全，那么任何需要解决的情绪都会浮出水面。在"情绪会来来去去"的评论中，我提醒这位来访者注意但不认同她的情绪，要对她的情绪敞开心扉，同时不要把它们当作终极真理。

这是一个正念感觉追踪的例子。

拉　里：你现在总体上感觉如何？

来访者：（露出担心的表情）……我以为我越来越放松了，但我开始发抖。

拉　里：当神经系统重新调整时，经常会发生颤抖。花点时间，看看你如果让它发生会怎么样。（停顿）……颤抖是愉快的还是不愉快的？

来访者：感觉怪怪的，但这并不是不愉快。

拉　里：好吧，那就看看如果你给它时间会发生什么。

颤抖通常是一种高唤起释放的表现，只要它不变得非常极端，我们就支持来访者允许它的存在。

当来访者无法追踪身体感觉时

许多以身体为导向的心理治疗师在与无法谈论自己身体体验的来访者工作时感到困惑。具有连接生存方式的个体与他们的身体疏远，觉得身体上的感觉具有威胁性，并且难以感知他们的身体。当被要求在治疗早期过程中关注感觉时，这些来访者会感到焦虑和紊乱，他们看起来没有情绪，而且处于封闭的状态，他们的身体和神经系统的交感神经非常兴奋，直到他们能够释放出这种强烈的兴奋感之后，他们才能体验到他们内在的状态。促使他们过早地感受自己的身体或情绪是不明智的，因为这样做可能会造成紊乱。然而，从长远来看，帮助这些来访者了解他们的情绪和身体感觉是至关重要的。具有连接生存方式的个体发现，随着时间的推移，慢慢地深入他们生理的和情绪的自我可以发现快乐和舒适的源泉。

即使在总体上的组织性和一致性不断增加，有严重碎片化问题的个人仍倾向于关注分散的和痛苦的内部体验。在这种情况下，NARM 治疗师会参考整体的体验，而不是专注于分散的身体感觉。对于一个显然平静而放松的来访者，我可能会说：

"我想知道你现在的体验是什么……"

具有连接生存方式的人即使在总体上变得更加协调了，但仍倾向于把注意力集中在感觉不对的地方。这样的来访者可能会说：

"我感到喉咙发紧，肚子紧绷。"

这种专注于痛苦的倾向有导致紊乱的效果，需要慢慢地重新调整。

拉　　里：注意到你喉咙里的紧张是很好的，但是看看你现在能不
　　　　　能把你的注意力集中在你的整体体验上。

来访者：总的来说，我确实感觉好多了。

令人痛苦的唤起和未解决的情绪问题会让来访者远离他们的身体，当这些唤起和情绪问题减弱后，他们自然就开始意识到自己的身体了。

与内部状态的关系

在 NARM 治疗中，我们探索来访者的内部状态，以及他们与自身内部状态的关系——他们的感受，以及他们与感受之间的关系。他们所体验到的情绪和感觉是可控制的么？是否允许它们出现，或害怕它们？如果他们意识到对自己内在状态的恐惧或评判，就已经开始了探索性的工作。我们从不强迫来访者去感受一种情绪，我们想要帮助他们注意到内部的状态，并揭示出他们所体验到的内部冲突。因为具有连接生存方式的来访者很少表现出情感，一些治疗方法和一些治疗师可能会过早地催促他们去感受身体的情绪和感觉。在来访者在没有准备好之前就推动他们去感受，这是情感共鸣的失败。这种缺乏情感共鸣的体验会被来访者视为拒绝，并且可以强化这些来访者因为难以与他们的内部经验产生连接而出现的羞耻感。

用眼睛来看

创伤，尤其是早期的创伤，对眼睛有深远的影响。汉斯·塞利的研究证实了 50 年前威廉·赖希所知道的事实：在压力之下，视野会缩小和视觉会发生扭曲。早期发展性、休克性创伤和难以忍受的急性应激可以表现为眼部周围肌肉组织的慢性收缩、紧张和冻结。眼部的收缩是面部、颈部和肩部张力增加和僵化的一部分，所有这些都是不完全的防御 – 定向反应。

眼睛和防御定向的反应

对于那些具有连接生存方式的人来说，他们经历过早期的休克性、依恋性或发展性创伤，早期的环境已经被他们体验为危险的或具有威胁性的。这种早期威胁的经历被认为是高度的唤起、冻结和不完全的防御 – 定向反应，表现为警觉性的增高或降低。对于大多数的临床医生来说，高度警觉的来访者的眼睛是更为熟悉，更容易识别的；而低紧张性的反应可能更微妙，更难以追踪，但来访者有更多的连接中断的表现。

与具有连接生存方式的人很难进行眼神交流。通常，治疗师遇到的这种困难有两种形式。有些来访者在视线上进行接触会感到不舒服或害怕，在治疗他们中会避开目光，转移视线而不看治疗师；另一些人，正如我们在第 9 章中看到的卡拉，试图用一种固定的、非接触性的目光锁定保持一种连接感。鼓励来访者通过寻找不具威胁性的物体或颜色来探索视觉功能，以消除投射，用眼睛来看能够缓解惊恐发作并支持重新调节。表 10-3 总结了高紧张性和低紧张性眼睛的特点。

表 10-3　创伤对眼睛的影响

高紧张性的眼睛	低紧张性的眼睛
长期愤怒的眼睛	无接触
慢性斜视	眼睛看不同的方向
明显的眼白	双目无神：解离的迹象
直视	视而不见
突出的"昆虫"眼	"远距离"凝视；目光焦点涣散
害怕的眼睛	目光游移
令人恐惧的眼睛	定向能力受损
过度眨眼	面色蜡黄，眼神固定
抽搐、痉挛	固定的凝视
过度警惕的眼睛	睡眼惺忪
有侵略性的眼睛	难以进行眼神交流

依恋动力学和眼睛

当我在教 NARM 的心理生物学方法来处理依恋动力学时，我给培训小组的参与者做了图 10-2 中的练习。

这个练习让参与者对他们自己的早期依恋动力有了深入的了解。众所周知，凝视交互是更广泛的依恋动力的一部分，成为以后关系的模板。依恋的研究人员已经探索了母亲的凝视，尤其是当它传达长期的愤怒、抑郁或解离时，会影响到孩子的成长。一些参与者在报告他们的经历时提到，他们无法想象母亲的眼睛，这本身就说明了这一点。其他的参与者报告说，母亲的眼睛是创伤的来源，他们报告了强烈的情绪和身体反应，包括恐惧、悲伤、解离和胸部或腹部的紧缩。最后，对其他人来说，这个练习是一种积极的体验，会带来一种亲密感和欣赏感。

母亲的眼睛

　　理想情况下，这个练习是和一个你可以与之分享体验的同伴一起完成的，但也可以单独做或者和治疗师一起做。它会唤起很多回忆，所以当练习变得太有挑战性或过于痛苦时候，请不要独自继续

- 花点儿时间关注自己，找到内在的中心
- 从这个中心开始，想象你的母亲的脸和眼睛的形象
- 花几分钟的时间想象，同时跟踪你的情绪和身体体验
- 与你的同伴分享你的体验，或者如果你独自做这件事，就把它写下来

图 10-2　探索早期凝视动力的练习

用凝视和眼睛进行临床工作

　　眼睛是判断来访者一致性、连接能力和组织性的一个很好的诊断标志。正如我们在卡拉的案例中看到的那样，关注来访者的目光是一种非常有用的追踪连接 – 中断过程的方法。做眼睛方面的工作的第一步是对注视和回避注视的正念意识。治疗师向来访者反映他们的观察到的情况，同时不要强迫来访者进行眼神接触。在 NARM 中，总体的方式是帮助来访者与他们的内部体验保持联系，只有当他们与自己保持内在连接时，才进行眼神接触。

　　对于有这种生存方式的来访者，治疗师需要调整自己的目光。非常直接的凝视是有威胁的。如果治疗师定期地把目光移开，给这些来访者足够的空间，这是很有帮助的。我们面临的有关连接的挑战在于，当来访者想要的时候，我们要在场，而不是去强求，在不过分强烈地进入来访者的领域的情况下保持空间。对这些来访者来说，治疗师过于直接的凝视，会被当作评价和攻击。

眼神交流不应该是被迫的。当来访者试图强迫他们自己进行更多的接触时，他们身体的其他部位会绷紧或失灵。对于大多数来访者来说，明确不强迫进行接触，并追踪他们的目光和回避目光的过程是一种解脱，当他们无法忍受太多的目光接触时，他们就会感到羞耻，治疗师可以简单地将好奇和探究带入这种动力之中。在这种非病理性的氛围中，来访者会注意到他们的连接和连接中断的过程，连接的可能性变得越来越大。在 NARM 咨询之后，来访者通常会自称视觉更清晰，能看到更明亮的颜色，视野也更广阔了。

重新连接的挑战

具有连接生存方式的个体已经退回到冻结和解离的状态，这是一种帮助他们生存的非存在形式。这些来访者知道，在深层次上，他们的生存策略已不再有效，但如果没有它，他们就会感到恐惧。在治疗开始的时候，许多这样的来访者几乎没有能力忍受积极或消极的情感和感觉。由于太多的感觉可能会让他们不堪重负，治疗师必须能够在来访者慢慢面对摆脱生存策略的脆弱感时，战胜他们所面临的挑战。

连接生存方式脆弱的内稳态

尽管这些具有连接生存方式的来访者的外表是解离的、耗竭的、虚弱的，但其内在状态是超负荷的，他们的整个神经系统都充满了极大的能量。他们的解离和连接中断的生活方式是试图控制这种强烈的神经激活的尝试。他们对身体的感觉能力是迟钝的，一开始去感觉身体是很困难的，因为这会带来比不感觉的状态更大的威胁感。

即使是逐渐调整的再连接过程也会带来不同的挑战。随着来访者越来越能感觉到他们的身体和情绪，每一次连接的增加都会带来身体上的感觉和情绪的高涨。随着自我意识的增强，对痛苦状态的认识也会增加。来访者需要了解这种高涨是自然增长过程的一部分，否则他们会被良好的感觉吓到，并且会倾向于退回到无感觉的状态。由于冻结和解离是由难以控制的高唤起水平所驱动的，所以治疗的重点是找到帮助病人释放这些令人难以忍受的高度唤起的方法。一些以身体为中心的疗法，甚至鼓励深呼吸或者使用放松练习，这导致身体负荷增加，往往会让具有这种生存方式的人感到不稳定。由于他们已经处于高度唤起状态，因此对他们的系统增加更多的能量是有害的。从解离的状态中走出来，并再次去感受是令人恐惧的，因此回归感觉和身体的过程必须小心地使用滴定技术。

处理解离和支持重新连接

下面的技术对于管理重新连接的挑战是很有用的。这里讨论的一些技术在本章后面的关于调节神经系统的部分中有更详细的解释。

镜映

在引导来访者与他们的体验连接时，NARM 的治疗师会小心翼翼地避免问太多的问题。与其问问题，不如镜映或反映。当来访者平静下来时，治疗师会对此进行反映。当积极的重组发生时，用一般化的方式来反映它也是很有用的，指出任何积极的变化，比如放松、软化、增加连接或调节。观察和注意可见的行为是很重要的，注意不要去解释。治疗师可能会说：

> "我注意到，当你在谈论你的祖母时，你在微笑。你现在有什么感觉？"

描述比说明更有帮助，反映来访者的内部冲突，而不是试图解决它们。治疗师可能会说：

> "从你说的来看，现在似乎既有愤怒，也有对你愤怒的恐惧。"

开放性提问

在开始时，提问尽量保持开放性：

> "你意识到了什么？"

或者：

> "在你的体验中，你注意到了什么？"

只有在治疗取得进展并且来访者已经准备好之后，NARM 治疗师才会问：

> "在你的身体里，你会注意到什么？"

注意身体是有组织的或混乱的

在治疗过程的早期，我们在如下的情况下才会提到身体：

- 这里提到的是一种积极的，而不是痛苦的状态；
- 来访者有支持性的资源，或正在释放极大能量的过程中；
- 来访者有足够的容纳能力。

一旦来访者开始再次体验他们的身体感觉，NARM 治疗师会：

- 在消极和积极的状态之间转换，强调积极的状态；
- 关注感觉中积极的状态。

当重新连接发生时，消极情感将必然会出现，而 NARM 治疗师则须小心翼翼地保持对消极状态的正念意识，同时鼓励来访者不要让自己被这些痛苦的状态所淹没。

滴定

对于有连接生存模式的人来说，任何对于唤起的转变都会让人感觉难以忍受。起初，我们先进行最细微的变化，帮助来访者在不被压垮的情况下保持他们所能承受的极限状态。

容纳

在 NARM 中，我们鼓励容纳情绪，而不是去宣泄。随着时间的推移，我们帮助来访者发展感受积极和消极情绪的能力。我们鼓励来访者不要对他人发泄情绪，也不要用情绪来攻击自己。

正念探究

在对这种和其他生存方式的组织原则有一个清晰理解的同时，又在治疗接触的每一个瞬间充满好奇并没有先入为主的想法，这两者之间有一个看似矛盾的地方。组织原则只是一种工作假设，在治疗过程中，这种假设总是会随着时间的推移而改变。开放的好奇心为 NARM 治疗的进程提供了信息，这意味着每一刻都是新鲜的，并支持来访者对他们自己的处境和困难感到好奇。好奇心是一种开放的态度，是一种"不知道"的东西，它可以作为我们的评判、固着的观念，以及僵化、扭曲的认同的解药。

处理对感受的恐惧

NARM 的治疗师指导来访者了解他们内心有强大的情感和巨大的能量，而不强求过度的表达。处理来访者对感觉的恐惧和获得感受本身是同样重要的。当一个人最终能够追踪他身体的体验时，这表明治疗已经达到了一个重要的里程碑，此时来访者已经有了足够的组织性来感受他身体的感觉。

拉　里：你似乎意识到那里有愤怒，同时这也让你感到恐惧。

来访者：是的……我害怕，我不喜欢它。

拉　里：你是否愿意去探究下你对愤怒的恐惧和评价？

治疗关系

治疗师是依恋和社会参与的代表。治疗关系对治疗早期休克性创伤、依恋创伤，以及具有连接生存方式个体的虐待问题有着特别重要的作用。由于这些人倾向于把其他的人看成是一种威胁，所以在移情的动力过程中会出现一些特定的困难、挑战和复杂的问题。表 10-4 描述了在具有连接方式个体的治疗关系中出现的一些关键问题。

表 10-4　用于连接治疗过程的技术

管理连接的治疗过程

- 指出并反映积极的变化
- 使用邀请式的，而不是指导性的方式
- 不要只关注有问题的地方
- 逐步处理感觉和情绪上的小波动
- 提供无条件的善意、同情和接纳
- 在痛苦状态和积极资源之间转换
- 在来访者准备好之前不要急于建立信任或连接
- 在来访者准备好之前不要急于处理感觉或情感
- 正念地意识到消极状态而不向它们认同
- 一只脚坚定地踏在此时此地，不鼓励退行

不真实的危险

这些高度敏感的来访者无论是在积极的还是消极的方面，都与治疗师非常协调。他们特别习惯于不真实。治疗师陪伴的质量，以及他们与这些来访者真正相处的能力比任何技术都更重要。如果治疗师的方法只是一种"技巧"，这些来访者会体验到不协调。因为具有连接生存方式的人倾向于相信没有人会理解他们，所以当治疗师只是和他们一起工作而不是和他们在一起时，他们的反应就不那么好了。

NARM 治疗为处理这种生存方式提供了一种正念的、非评判性的方法去帮助治疗师，避免以机械的方式接近这些来访者。重要的是让这些来访

者以自己的速度决定他们准备分享多少。具有连接生存方式的人已经把他们的生活看成是需要解决的问题，所以如果治疗师主要关注问题的解决，那么这些来访者脆弱的内心世界就会被忽略。

移情的挑战

与连接生存方式本来具有的连接中断周期相协调是很重要的。具有这种生存方式的个体因为自身的冻结状态，让他们感受人间的温暖反倒成了挑战。当这些人允许自己感觉到连接时，恐惧和猜疑很快就会随之而来。对于他们来说，情绪上的微小波动，不管是积极的还是消极的，都代表了很大的风险，并且治疗师应该准备好应对强力的正性的和负性的移情反应。

在 NARM 治疗中，我们：

- 探索来访者的依恋动力和他们连接中断的各种方式。NARM 治疗师要留意来访者在失调之前能忍受多少接触，在引发退缩之前能开放到什么程度。
- 通过仔细地滴定，配合来访者的连接和退缩的节奏，支持自主性和情感调节。
- 支持来访者缓慢而渐进地调整他们的情绪状态和躯体状态。

某些时候，具有连接生存方式的来访者会感到失望，因为治疗师不能总是满足他们的期待。重要的是与这些来访者沟通，告知他们即便需要不能得到满足，也有权去提要求。对于这些来访者，治疗关系的破裂和修复一直在上演。在连接中断的表面之下是需要、愤怒和要求，它们必然出现，也必须去探索。除非他们愿意谈及生命中不可避免出现的失望、猜疑、愤怒和怨恨，否则治疗师无法开展工作。

许多学者和临床医生已经认识到理解依恋动力学的重要性，以及治疗师和来访者之间情感协调的必要性。但是对于躯体协调真正的关键作用，也就是了解在临床上如何处理混乱的依恋和紊乱的生理状况的功能统一，以及如何改善紊乱的生理状况，对此我们还知之甚少。理解躯体层面的调节是实施有效的临床干预的关键，这可以帮助来访者从依恋理论中所谓的混乱型和回避型依恋转变为获得性的安全型依恋。

连接与连接中断

在与具有连接生存方式的个体一起工作时，留意连接和连接中断的每时每刻的过程是极其重要的。对于这些来访者来说，在富有同情心的关系中分享痛苦本身就是一种新的连接方式。尽管这些个体肯定需要治疗师的温暖和接纳，但是这些品质同时也激起了高度的唤起，并伴随着恐惧和猜疑。这种高唤起可以很快导致冻结反应，使治疗师对所发生的事情感到困惑。在治疗过程中的每时每刻，NARM 治疗师在工作中都会体验到连接与连接中断。随着治疗联盟的发展，NARM 治疗师跟踪并反馈来访者的连接和连接中断，而不要强求来访者建立超出其承受能力的更多连接。例如，NARM 治疗师可能会说：

"我注意到，你在说话的时候，似乎走神在想别的事情。你现在注意到了什么？"

在整个治疗过程中，正念探究连接和连接中断的过程会被柔和地重复很多次。对于这些来访者，重要的是不仅要指出他们何时连接中断，而且要更多地反映他们处在当下的时刻。当连接能力在治疗中或在来访者的生活中得到增强时，及时对其反馈也是很重要的。治疗师可能会说：

"我发现今天尽管我们面临了一些难题，但你似乎保持了更多的连接。这符合你的感觉吗？"

如果这符合来访者的体验，治疗师可能会发出如下的邀请：

> "你今天似乎处在当下的时间更多了一些，不如花点儿时间
> 谈谈这是什么感觉？"

在场与安全

从长远来看，能体验到他人关爱的在场陪伴会让你平静下来。对一些人来说，有爱心的治疗师可能是他们生命中第一个真正善良的人。治疗师本身的连接质量提供了矫正性连接体验，让来访者感到被倾听、被理解和被欣赏，让他们感到有机会被接纳和被重视。

具有连接生存方式的个体往往对自己很苛刻，充满了自我憎恨。他们的自我憎恨和自我评价是自动化和指向自身（自我协调的）的，以至于他们意识不到自己对自己有多严厉。当他们对自己愤怒的时候，一定要不断地向他们指出并安慰他们不要对自己太苛刻。从心理动力学的角度来讲，治疗师始终如一、亲切的在场，允许来访者有机会（有时是第一次）对一个有同理心的他人进行内投射（introject）。开始内投射治疗过程的来访者可能会说：

> "有一天我在工作中挣扎着，对自己感到很生气。然后我想
> 到了你，想到你如何鼓励我对自己更友善。我只是想让它（那些
> 评价）随风而逝。这真的很有帮助。"

速度

对于来访者来说，知道由他们自己负责治疗过程的快慢是很重要的。许多来访者被武断地定义为"阻抗"，其实他们只是想控制自己内在的体验。我们有必要向来访者解释，让他们慢下来，并按他们自己的速度去治疗是很重要的。治疗师的速度和节奏与他在场的质量一样重要，治疗师通常具有共情的能力，但对于来访者以自己的速度治疗的需求不见得很敏感。

2. 探索认同

为了理解早期创伤和痛苦的状态，具有连接生存方式的个体已将本该归因于环境的挫败，归因于自己个人的失败。这种对个人失败的隐性感觉塑造并扭曲了他们正在发展的自我意识。除了失调、退缩和冻结反应外，基于创伤的认同也扭曲了个体的认同。

支持扩张与激发活力

具有连接生存方式的个体学会通过从身体、情绪以及与他人交往中退缩，失去了他们的活力。因此，活力和扩张威胁着脆弱的生理机能，也威胁着早期适应危险环境的个体的认同。追踪对连接和活力的恐惧和渴望是如何相互竞争的，以及它们在治疗过程中和日常生活中每时每刻的表达是非常重要的。

扩张与退缩的动力

需要注意的是，帮助来访者理解生活中有一个自然的扩张和退缩的过程，并在治疗过程中会变得更加明显。随着心理问题的解决，增加的协调感和具体感会让人产生扩张的感觉。在解决重大问题的治疗结束时，可能会出现如下的对话。

来访者：哇！一切似乎都更加明亮了。

拉　里：别着急，让我们花点儿时间来看看。

来访者：你房间里的所有颜色看起来都比以前明亮了。

拉　里：当你环顾四周的时候，有没有注意到身体的变化？

来访者：我感觉更轻松、更强大了。

在神经系统和身体的其他部位经历扩张和活力的激发后都会自然地经

历随之而来的退缩阶段。NARM 有专门的干预措施来帮助来访者管理退缩阶段。来访者有一种倾向，认为当他们经历退缩阶段时，就感觉有哪儿不对劲。这常常触发自我评价的循环。需要注意的是，治疗师要让来访者知道这种扩张和退缩的动力是治疗再正常不过的部分，并帮助他们减少对此的恐惧和评价。

有时，在退缩阶段出现的心理材料需要被深究；有时，仅仅呈现并注意扩张－退缩的动力就足够了。在上周那次有效的会谈之后，来访者报告说他的身体比以前感觉更好了，发生了如下互动。

拉　里：我想知道上次会谈结束后你的感觉如何。

来访者：有两天我感觉很好，然后老板指出我犯的一个错误让我非常紧张和焦虑。

拉　里：你现在感觉怎么样？

来访者：我现在不焦虑了。

拉　里：回顾最初那两天，你真正感觉不错的时候，你察觉到了什么？

来访者：（沉默）……感觉很好，但是当我回头看时，同时感觉很脆弱、害怕。

拉　里：所以感觉良好是可怕的、脆弱的，然后你的老板又对你说了些什么。

来访者：他说我的项目进度慢了。我非常震惊，虽然我也知道我反应过度了。

拉　里：花点时间回到你自己。

来访者：（深深地吸气，然后缓慢地呼出。）

拉　里：现在从这个角度来看，怎么样能让你更踏实，你怎么看自己对老板的反应？

来访者：（咯咯地笑着）……前两天感觉很好，好得像做梦一样不
　　　　真实。

拉　里：听起来好像你预料会发生什么坏事。

来访者：这是真的……在某种程度上，我是这么认为。

拉　里：那现在你从自己的角度看，你对老板的反应是什么
　　　　样的？

来访者：我觉得我真的反应过度了。他只是指出我这个项目进展
　　　　慢了，并没有批评的意味。

拉　里：现在体会下，当你察觉到老板并没有批评时你的反应。

来访者：我的身体又放松了。我开始感觉好些了。

拉　里：（在给来访者时间重新调整之后）……这似乎契合我们一
　　　　直在探索的扩张和退缩的动力。

来访者：的确是。

这个来访者在上一次会谈之后处于扩张状态，退缩只是时间问题。在
退缩阶段，旧的基于羞耻的认同和敏感性会不可避免地出现。有时需要探
索它们，但在其他时候，它们只是理解退缩的一种方式。无论是哪种情况，
当来访者只认识到退缩并认同其内容时，他们忽略了扩张和退缩的总的动
力过程，并陷入退缩的僵局。

对生命的恐惧

具有连接生存方式的个体通常因为因害怕死亡和疾病来进行治疗，甚
至达到了强迫的程度。例如一个年轻的来访者前来咨询，想谈谈他对死亡
持续的恐惧。根据他的说法，这在之前三个治疗师那里这都是中心主题，
但"没有太大帮助"。我对他的回应是：

"我想我们一起探索对生的恐惧比探索对死的恐惧更有意义。"

对于这些来访者来说，扩张和充满活力比他们半死不活的状态更可怕。对于生命力的每一次提升，治疗师都应该准备帮助来访者处理相应的反作用力，以及由于扩张引起的症状增加。表 10-5 列举了与具有连接生存方式的来访者相关的治疗性主题。

表 10-5　与具有连接生存方式的来访者相关的治疗性主题

NARM 治疗师在与具有连接生存方式的来访者工作时应谨记如下的主题：

- 他们连接的能力如何？
- 他们是如何被破坏连接的？
- 他们情绪上的广度如何？
- 他们能感受到身体变化吗？
- 他们能感觉踏实吗？
- 他们能寻找并利用资源吗？
- 他们如何处理愤怒与攻击？
- 他们是否容易将攻击见之于心或者付诸行动？
- 他们自我安慰与自我管理的能力如何？
- 在情绪与生理层面，哪些地方还不够完善？
- 他们是如何管理扩张 – 退缩循环动力的？
- 总的来说治疗是否带来了更多的调节能力？

对活力增加的正念意识

NARM 治疗师会探索限制扩张和活力的心理和生理模式。帮助来访者理解他们对于活力的恐惧，以及探索他们如何与自己和其他人中断连接，有助于他们在学会重新连接时容忍意识到的不断增长的活力。仅凭理智的洞察很难改变根深蒂固的、丧失活力的心理和生理模式。具有连接生存方式的个体要想顺利地成长，关键在于在有关连接的冲突被解决后，支持随之产生的扩张感。治疗师有必要帮助他们容忍和管理组织性提升时所产生的能量激增。例如，治疗师可能会说：

> "我们一次又一次地看到，当你开始感觉更活跃时，这些症状就出现了。今天让我们来看看，如果你可以关注它们，但并不把全部注意力放在它们身上会发生什么。"

认同与反认同

与所有适应性生存方式一样，连接生存方式具有潜在的基于羞耻的认同，这些认同是为了理解早期环境不良所带来的痛苦而发展出来的。在后来的生活中，对潜在的痛苦和羞耻的反应中，这些来访者发展了基于骄傲的反认同。大部分我们所认为的身份认同包括这些基于羞耻的认同以及基于骄傲的反认同。基于羞耻的认同，我们通常认为它是关于我们自己的事实，可以是有意识的，也可以是无意识的。个体在基于骄傲的反认同上投入越多精力，潜在的基于羞耻的认同则越根深蒂固。表 10-6 提供了两种类型认同的示例。

表 10-6　基于羞耻的认同和基于骄傲的反认同（部分）

基于羞耻的认同	基于骄傲的反认同
对存在的羞耻	对人性的蔑视
感觉自己是种负担	以不需要他人为荣
没有归属感	以独来独往为荣
因无法去感受而羞耻	以理性、蔑视情绪为荣
"不配" 感	对于需要和权利的要求
感到自己不可爱	精神上的优越感（精神化亚型）和智力优越感（思维化亚型）

在 NARM 治疗中，无论来访者如何表现，我们都要记住，认同与反认同始终存在。与不同的连接方式工作，重要的是在没有探索基于羞耻的认同的时候，也不要去探索基于骄傲的反认同。专注于消除基于骄傲的反认同（所谓的防御）的治疗可以让有连接问题的来访者对自己的羞耻感更加认同。NARM 以许多不同的方式强调，基于羞耻的认同源于试图适应早期环境的挫败，小心不要让来访者更认同心里那个无助的孩子，以及"是别人的负担""不配"，或 "不可爱"的感觉。关于这个话题的对话可能如下。

拉　里：因不去感受而高人一等是一个假象。现在既然你已经看清这一点了，同样重要的是，你要明白关闭感受能力是拯救自己生命的一种方式。

来访者：我总是觉得步调不一致……别人总是对事情有很多的情
　　　　绪，而我从来没有，这似乎很奇怪。

拉　里：从你现在（成年人的意识）的角度来看，能看出这些你
　　　　一生都在挣扎的羞耻模式是什么？

在这个案例中，来访者看清了他试图保持的基于骄傲的形象，这个形象既没有感觉，也不需要任何人。当他的感受和需要出现时，他发现自己并没有像自己相信的那样自给自足，这都令他感到羞耻。在与连接生存方式工作时，重要的不只是关注于修通基于骄傲的反认同。虽然表面上，这个来访者表现得像一个孤傲的、没有感情的人，但实际上他感到羞耻，把自己看成一个局外人，并想知道他为什么不像其他人那样能感受情绪。当我挑战这个来访者基于骄傲的反认同时，我也帮助他看到，他对自己感到的羞耻和他试图保持的骄傲的自我形象一样是不真实的。

对于那些更认同基于羞耻的人格特质的来访者，在治疗过程中，他们通常会显现出一种隐藏的、无意识的夸大，"我的痛苦比任何人的都大"或者"我受了伤，我的需求比任何人都重要得多"。在治疗过程中，这些来访者可以从基于骄傲的"我没有需要"转向"我有那么多的需要，现在我就要满足它们，我需要你关注这些需要"。拒绝他们的需要和感受将会重构早期的环境挫败，但所有需要得到满足的要求只是把"内在小孩"的需要表现出来，而问题没有真正得到解决。重要的是，这些来访者要有矫正的体验，即他们的需要也是正当的，同时，治疗师必须避免通过满足他们的所有需要而掉入他们的陷阱之中。重要的是要协调，随着时间的推移，温和地挑战这些需要。当需要出现时，NARM 治疗师传达对这些不成熟的需要的接纳的同时，支持"内在成人"的发展，这个"内在成人"能够理解和管理由于没有立即满足需要而产生的紧张。在 NARM 的治疗周期中，我们发现，当神经系统进行自下而上的调节时，执行功能的生理基础就会不断

发展。当执行功能发展时，对自我自上而下的调节就增强了。

否定认同

否定认同的原则是 NARM 方法的核心要素。否定认同帮助来访者看穿他们基于羞耻的和基于骄傲的认同的虚妄的生存方式。当来访者逐渐地从旧有的认同藩篱中解脱出来时，他们总会报告感觉更自在、更有连接。由于每一个扭曲的认同都以紧张和崩溃的形式反映在身体中，当认同消散时，来访者一致地将自己的感觉描述为更轻松、更有内在空间感。

认同固着的和僵化的信念

否定认同的过程包括培养我们对自己和对这个世界的固着和僵化信念的正念意识。作为否定认同过程的一部分，NARM 鼓励来访者对自己或对世界的固着的信念保持些许的好奇。好奇和探究是否定认同过程的一部分。好奇意味着一种未知，通过正念地否定认同的过程，NARM 帮助来访者将僵化和固着的信念转变为流动的信念，从狭隘和退缩走向扩张。我们通过鼓励来访者以新的视角看待自己，挑战固着的信念和认同。

以下是典型的关于自我和对世界的固着信念，常见于具有连接生存方式的个体：

- "生命是没有意义的。"
- "我是个失败者。"
- "除了我，每个人都拥有爱。"
- "世界是一个寒冷、空虚的地方。"
- "人是危险的。"
- "我独自一人更好。"
- "情绪是软弱和愚蠢的。"

- "我可以理性地处理一切事情。"

- "只要我思考，我就安全了。"

- "我是个可怕的人。"

- "其他人很生气，我不生气，我温柔善良。"

在某种程度上，来访者给自己贴上标签，或者把自己严格归类——"我是一个总是……的人"或者"我是一个从不……的人"——他们缩小了自己的生活范围，阻碍了开放的探究能力的发展。

处理羞耻感

来访者通常不知道在隐含在羞耻感中的带有评价的元素，因此识别自我评价的模式很重要。同样，当神经系统不断调节，并且内部痛苦减轻时，羞耻感也同样会减少。但为了有效地解决病态的羞耻感，治疗师需要同时自上而下和自下而上地工作。

在 NARM 中，我们会处理这些来访者有关"羞耻"和"坏"的认同问题，而不试图让他们相信他们是好的，他们"知道"自己不好。

> 来访者：我是个孤独的人。我从来都不擅长人际关系。我总觉得
> 　　　　自己有点儿不对劲。
>
> 拉　里：我理解你有各种各样的解释来回答为什么人际关系对你
> 　　　　来说如此困难，你会为你的失败而自责，但也许这个问
> 　　　　题的事实对你来说更复杂。

NARM 治疗师通过识别有害的自我评价，有时甚至使用悖论来强调有害的自我评价的缺陷，来探索自我评价更广泛的模式。在听了来访者几分钟的讲述他们有多坏的独白后，我们可以参照下述方式说。

> 拉　里：我信了，你真的很坏！

来访者：（笑出声来。）

这个来访者自嘲的笑是否定认同过程的一个部分，即不再认真对待自我评价。

指定问题

因为早期创伤暗藏于身体中，造成严重的系统紊乱、身份扭曲和羞耻感，对于具有连接生存方式的来访者来说，识别他们实际的痛苦来源常常是不可能的。那些来访者自认的主要问题只能作为治疗的一般性标志。他们的叙述常常围绕着 NARM 所谓的"指定问题"——他们自认的痛苦根源。虽然他们的痛苦是真实的，但痛苦的叙述可能并不准确。正如在第 8 章的详细描述，指定问题涉及真实的或感知的个人或身体上的缺陷或不足，例如对身体不满意、羞怯、不够聪明、不够高或持续的健康问题。具有连接生存方式的人认为，如果他们的特定问题能得到解决，他们的生活将变得充满阳光。治疗上的挑战在于尽管可能他们自认的问题是真实的，但是这些来访者没有意识到指定问题只是更深层次的问题的症状。

在治疗上，重要的是不要落入解决问题的陷阱，或过分关注指定问题而忽视连接中断的基础问题。例如，我们可能会对一位专注于自己的痛苦并感到自己有缺陷的来访者说：

> "我懂你知道自己的痛苦是什么……但我们能否考虑下它可能会有更多的可能性。"

在这里，我们在来访者和她对自身问题的解释之间引入了一些空间。这是否定认同过程的一部分。

自我接纳

自我接纳是治疗过程的重要组成部分。我们尽可能地去包容甚至去拥抱那些自我中已经被谴责、被驱逐和被拒绝的部分。我们可能会说：

> "在治疗过程中，你已经说过好几次了，你多么讨厌自己身上害怕的部分，但是也许你也会对这害怕的部分感到好奇，而不是憎恨或拒绝它。"

我们支持来访者接受自己，即使他们真有问题。我们希望帮助来访者把他们的自尊与指定问题分开。在一个真正超重的来访者的案例中，她一生都因自己的体重问题痛恨自己，我们会说：

> "我想是否有可能你把自己看成一个正常人，但同时也有超重的问题。"

这种自我排斥的模式不会在一夜之间改变，但是我们正在播下可能性的种子，让这个来访者以一种不同的方式与自我连接。当从自我拒绝而非自我接受的角度来处理诸如体重之类的现实问题时，自我憎恨就会得到强化。

3. 工作在当下

NARM 将一个人的注意力从过去的历史转移到治疗过程中的每时每刻。正如我们在第 9 章与卡拉的对话中所看到的，在处理早期休克性和发展性创伤时，关注当下的过程是最基本的。以下临床治疗片段说明了 NARM 是过程取向而非内容取向的，重视此时此地而非个人历史。

> 分手后，琳达来到我的办公室。她觉得被前任背叛了，与被她形容为患有"承诺恐惧症"的男性谈恋爱是苦涩和令人讽刺的。从以前的治疗师那里，她意识到了自己失调的个人模式，并向我解释她如

何挑选像父亲一样的男人。她斥责自己，因为她"又这样做了"，又选择了一个理智的、在情感上冷漠，并在恋爱过程中越来越退缩的男人，从而延续了她的"失调的关系模式"。她担忧自己在分手后吃得过多、睡得不好，还要克服抽烟的冲动，尽管她已经戒烟十年。当我在几次会谈里问到"当你在谈论这些的时候，当下的体验是什么"时，她只是告诉我她在想什么："我想这跟我父亲有关，他从没有陪伴我。"虽然我看得出她很沮丧，但当我直接问她目前情绪上有什么感受时，她却一脸茫然。

当琳达坐在那里，双臂紧紧地抱着她瘦弱的身体时，我注意到她的声音听起来有些紧张，她避免目光接触，似乎看起来连接中断了。她的叙述内容显示出她在人际关系方面的困难，并且我还发现这些类似的人际问题也存在于我们的治疗关系中。对于父女之间关系困难的洞察并没让她解决此时此地与我在一起时的情绪和感觉体验。

琳达对问题根源的认识理解并没有解决她的矛盾，并导致了连接能力的受损。在 NARM 的角度来看，关注她自己现在对连接的矛盾比关注她父亲的主题更重要。尽管琳达渴望连接，但直到后来在治疗中她才意识到自己是多么害怕这种关系，选择不合适的男友是她在目前生活中限制连接的方式。

时间上的扭曲

发展性和休克性创伤束缚了我们的意识和生命力，有效地将我们的一部分保留在过去的时间里。在发展性创伤的情境下，我们依然用孩童般的双眼看世界。我们用过去的体验来看待当下的时刻，就是在通过我们的记忆、认同和既往的客体关系来生活。

由于他们早期的创伤，具有连接生存方式的个体最容易被卡在过去的时间里，也最难摆脱对创伤的认同。让来访者注意此时此地发生的事情贯穿治疗始终。NARM 治疗在生理层面和认同层面上，探索个体如何对恶劣的环境进行整合，并且随着时间的推移，帮助他们看到此时此地依然重复的既往模式。重点不在于为什么来访者变成现在的样子，而在于他们当下所经历的事情以及如何与自己失去连接。探索个人史是治疗过程的一部分，在某种程度上，它帮助来访者更全面地看清自己的生存方式。承认旧有生存方式的价值，了解这些方式随着成长而功能失调，有助于他们减少对自己的批评。

当下才是心灵的归途。我们的头脑可以预测未来或缅怀过去，但身体只存在于当下。即使在对来访者的过去做工作时，NARM 也始终着眼于当下，始终支持过去和现在的双重意识。NARM 治疗师可能会说：

> "你谈到了你和父亲的关系，现在你注意到自己的身体里发生什么了吗？"

琳达继续接受了一段时间的治疗，我不断地让她的意识回到当下的体验，通过将她小时候的情况与她目前的情况进行区分，她的"世上没有好男人，自己也是个失败者"的信念逐渐消退了。通过学习倾听她此刻的感受，无论是在情绪上还是在感觉上，她重新与她的情绪和身体连接了起来。

当来访者学会倾听自己时，他们的神经系统变得更加协调。当他们的神经系统变得更加协调时，就更容易倾听自己的声音。随着神经系统更协调，痛苦的认同得以解决，来访者就能逐渐进入此时此地。反之亦然：随着来访者逐渐进入此时此地，神经系统重新调节，旧认同变得更加明显和容易解决。在这个过程中，琳达暴饮暴食的冲动减弱了，她的睡眠恢复了正常，不再有抽烟的冲动。当她把注意力从过去发生的事情（包括责备她父亲和责备自己）上转移开时，以及当她能够识别和承认当下对亲密的恐惧时，她的主体性和力量感增加了，越来越少地将自己视为环境的受害者。

改变的悖论

在 NARM 中，我们越是试图改变自己，就越会阻止改变的发生。此外，我们越充分地体验到我们是谁，改变的可能性就越大。这种理解是 NARM 的核心。我们工作的一个方向是与"是什么"工作而不是与"怎么样"工作。这种看问题的视角与当下的关注是一致的，因为只有在当下，我们才能够充分体验自己。

主体性与赋权

NARM 使用"主体性"（agency）一词而不是"责任"，后者在其他疗法中经常使用，因为对于许多人来说，责任带有责备的含义。"主体性"源自拉丁语的"行动"，并传达更多的中立意味。作为人，我们不断地重组我们的经验。NARM 方法所处理和支持的正是这种组织能力所固有的主体性。例如，一个对其他人的愤怒有恐惧反应的来访者可能会说：

> "愤怒对我来说真的很吓人，因为我爸爸是个暴脾气。"

事实上，这位来访者的父亲是个"暴脾气"只是事情冰山的一角。这个来访者对愤怒的恐惧比所述的更复杂。基于过去决定现在的理念，许多治疗师会按字面意思理解并接受这样一个前提，即儿童时期发生的事情决定了成年来访者对愤怒的恐惧。然而，这种过去的这种模式可能导致他们感觉自己像是童年经历的受害者，并且强化这种无助感。

通常情况下，来访者无法掌控、无法识别的愤怒与对愤怒的恐惧的关系更为密切。在探究了这位来访者和一位暴脾气的人相处的感受之后，我想询问一下他目前是如何处理愤怒的。

拉　　里：我想知道你如何处理自己的愤怒。

来访者：愤怒……我没有任何愤怒……除了对我自己的愤怒。

与生命力扭曲的模型（见图 I-2）相一致，修通分裂、评价和对自己愤怒的恐惧通常是一个多层次的过程："只有像我父亲这样的坏人才会生气。我是一个好人，我没有愤怒。"当来访者修通内在的恐惧和那些阻碍他们体验愤怒的认同时，他们逐渐地将自己的愤怒和攻击性融合在一起。当他们体验到他们是如何分裂愤怒并以自我排斥、自我厌恶和自我评判的形式将愤怒转向自身时，那些被用于对抗自我的能量就会为生命所用。将愤怒和攻击性的内在生存能量整合在一起会产生极大的赋权感。在许多案例中，当来访者能够整合他们自己的攻击性时，他们会感觉更强大、恐惧更少，会有更多的连接感。

作为我们生存方式的一部分，我们都已经适应了早期环境的否定生命的元素，我们调整了自己，并且真正整合了这些元素。除非我们能够识别并承认对早期童年经历的适应性，包括我们如何适应并内化早期环境中否定生命的因素，否则我们将继续遭受痛苦。当然，许多治疗所处理的生存方式都始于童年早期。然而，NARM 做出了一个关键的区分，即来访者存在长期的功能失调模式，因为他们不知道如何改变。NARM 治疗师可能会说：

> "很明显，你并不是自愿开始这个过程的，但重要的是你看
> 到了自己是如何将其持续下去的。"

"主体性"即看清作为成年人的我们对自己所做的事：我们如何内化并持续重塑我们所经历过的环境挫败。在生活中，我们选择那些与不正常的生存方式产生共鸣的人。除非我们能够发现自己如何通过拒绝核心需要和情感来反抗和抛弃自我，否则我们倾向于感觉自己是受害者。在与一个拥有过一系列虐待关系的来访者讨论主体性问题时，我可能会说：

> "如果你在某种程度上认为自己很坏，应该受到惩罚，那么
> 在世界上不难找到同意你的人，不难找到惩罚自己的方法。"

帮助来访者体验到他们如何保持功能失调的模式，这需要机智和敏感地认识到每个个体的脆弱性，以及在必要时需要面质。重要的是不要让来访者为那些曾经拯救自己生命的模式持续存在而感到自责或羞耻；同时，要让他们看到自己作为"演员"在重新创造和演绎旧的生存方式，这也是很重要的。这种理解中隐含着一个道理，那就是，在来访者对自己的生存方式产生主体性意识之前，他们会觉得自己是无助的，是他人或环境的受害者。当然，有人可能真是受害者，但这里我们讨论的是适应性生存方式对成年生活的影响。主体性涉及承认自己分裂的方面，是一个此时此地的过程。逐步体验到更有主体性的动态过程会让人觉得解脱而且有赋权感。

总之，为了重新建立主体性，NARM 治疗师会与来访者一起探索他们是如何造成自己的痛苦的——也许是成年后有意或无意地制造了自己的痛苦。具有连接生存方式的个体显然对早期的创伤或依恋困难不用负责任。随着时间的推移，这些来访者开始看到，尽管在早期生活中，他们是环境（家庭模式、父母虐待、忽视等）的受害者，但作为成年人，发现他们如何延续自己的痛苦也很重要。

4. 调节神经系统

在 NARM 治疗周期中，神经系统调节可以从自上而下和自下而上的角度来进行。从自上而下的角度来看，随着适应性生存方式扭曲的认同被解决，以及整合了被否定的情绪之后，神经系统的调节能力会增强。从自下而上的角度来看，用于支持神经系统调节的主要的技术是容纳、根植、定向、滴定和摆动，这是本节的重点。

容纳

在来访者的心理弹性能容忍的范围内做工作，能促进容纳能力的发展。

重要的是，帮助来访者在能够处理他们的困难的同时保持对身体的感知，并根植于当下。我们常常向来访者提问，他们的答案为我们阐明了他们如何与各种内部状态相联系。例如下面的对话。

> 来访者：现在我开始感到不安了。
>
> 拉　　里：你可以容忍那种不安的情绪出现吗，还是你觉得太难承受了？

注意不要抛开痛苦的影响，而是要随着时间的推移，让来访者学会如何变得不那么沉浸其中，也不那么认同痛苦。只要困难的情绪对来访者来说是可控的，我们就继续探索它们。如果情绪压倒了我们，或者如果来访者开始解离，那么我们就让他们放慢脚步（滴定），进行根植，注意可利用的资源，或者将他们的体验集中在当下（根植和定向）。

关注积极的资源和随之而来的安全体验，建立并加强身体和心灵中有组织的部分。随着对这些组织性部分的工作持续进行，羞耻、自我评价、认同扭曲的痛苦反应，以及悲伤和丧失等痛苦的影响可能会出现，并暂时加剧混乱状况。在一个包容的治疗过程中，治疗在总体上会带来越来越多的系统组织性。这种正念的容纳过程增加了组织性，反过来又增强的连接能力（见图12-1）。

当来访者失去保持双重意识的能力，不再正念地关注过去和现在的情况时，处理来自童年的痛苦经历就变得难以忍受。在发泄过程中，创伤记忆会变得比当下的现实还要真实。在这种情况下，我们通过提问来强化过去和现在的区别。只要来访者能够保持立足当下，探索过去就是有用的。当来访者表现得好像过去的情景还在当下时，比如出现了一个关于早已去世的施虐父亲的强烈侵入性意象，我们可能会进行干预。

> 拉　　里：殴打是在多久之前发生的？

来访者：很久以前了。

拉　里：你父亲去世多久了？

来访者：15 年。

拉　里：当你提醒自己他已经去世 15 年了的时候，有什么感受？

来访者：我会开始冷静下来。

拉　里：慢慢来。注意你是如何体验平静的。

来访者：（长时间停顿……来访者明显地控制住了呼吸，呼吸变得更有规律。）

拉　里：在这个平静的状态下，你看到了哪些作为孩子看不到的东西？

来访者：我可以看到，我的一部分真的想反击，甚至可能会杀了他。

拉　里：当你承认这些冲动时，你注意到了什么？

来访者：我竟然感觉很好，感觉自己更强大了。

拉　里：给自己一些时间去感受那种"很好、更强"的感觉。

根植

根植是一种基本的技术，广泛应用于以身体为中心的心理治疗。在 NARM 中，根植用于支持不断增强的躯体正念、连接和神经系统调节能力。根植功能是治疗连接中断的灵药，能准确地帮助来访者将意识带回到身体，支持各层面体验的重新连接。只要来访者可以感觉到他们的脚踩在地板上，他们的身体坐在椅子上，他们就能专心地存在于此时此地。像所有治疗过程一样，根植不应该被强求，它需要以可控的、非压迫性的方式缓慢地进行。在治疗的最初阶段，一些解离的来访者觉得很难（如果不是不可能的话）进行根植。治疗师通过将来访者的注意力引向根植的过程来支持连接和组织性。

"当你谈论所面临的挑战时，花些时间看看你是否能在椅子上感觉到自己。你能否感觉到脚踩在地板上……坐在椅子上……有靠背的支撑？

当我们关注来访者的自我意识能力时，我们不仅在支持他们认知和情感上的自我意识，而且在支持他们生理体验中的意识。许多来访者会觉得根植能带来组织性并令人平静，而有些来访者会觉得它令人焦虑。当来访者在尝试根植时或当他们无法根植时会变得更加焦虑，这表明他们体内有太强烈的激活状态，不能允许他们此时根植。当不能根植时，其他调节技术（如摆动、寻找资源和定向）能促进激活的释放。当激活被释放时，来访者就更容易进行根植。从 NARM 的观点来看，身体的根植为现实提供了锚。随着根植和具体化的程度越来越深，我们以羞耻和骄傲为基础的认同的现实将变得更加清晰。身体的协调给了我们一个稳定的平台，我们能在这个平台上对适应性生存方式做工作，而这些适应性生存方式常常被误认为是我们真实的自我。

定向

根植和定向是看似简单但很有用的工具。当来访者根植和定向于周围环境时，他们就来到了当下，同时开始从解离中走出来。定向技术对于所有来访者都是有用的，但对于具有连接生存方式的来访者来说尤其有用，对于他们，解离是主要的防御机制。临床上，NARM 治疗师鼓励使用定向这种简单而有力的技术，以帮助来访者"降落"到他们的身体里，解除他们的幻想，并更多地停留在此时此地。考虑一下下面这样的定向互动。

拉　　里：看看这个房间，看看有没有什么能吸引你的注意力。
来访者：你墙上的那幅画很有趣。

拉　　里：告诉我你对这幅画哪里感兴趣？

来访者：首先，是颜色。

拉　　里：什么颜色特别吸引你的注意力？

来访者：蓝色和红色。

拉　　里：当你注意这些颜色的时候，你现在身上有什么感受？

来访者：我感觉更"在此地"了，更放松一点儿。

拉　　里：注意你的身体如何体验"更在此地"和"更放松一点儿"。

从这个对话中可以看出，当来访者感到恐慌或开始解离时，鼓励他们去定向，去关注房间里的物体或颜色是很有用的。一旦来访者用眼睛看，恐慌和解离都会减少。

滴定

在有能力保持平静、进行根植和调节之前，NARM 不会过于关注痛苦或创伤的经历。随着时间的推移，NARM 使用根植和容纳来支持不断增加的组织性和有组织的成人意识。只有当来访者具有一定的自我调节能力时，我们才能开始关注他们有关创伤的叙述。通过缓慢和迂回地接近创伤体验，我们使用了一种从躯体体验技术发展而来的所谓的"滴定"的技术。

滴定是从化学中借用的一个词。在化学中，当两个容器中的一个有酸，另一个有碱，将溶液同时倒入第三个容器中时，就会产生爆炸；但如果这两种物质一滴一滴地结合在一起，产生的能量就会慢慢地释放，并且，两种物质会相互中和。这种类比说明了在处理充满强烈情感的材料时，量力而行是很重要的。这种方法有助于避免像爆炸一样地宣泄情绪，并有利于促进高能量的情绪整合。

用滴定的方法处理如极度恐惧这样无组织性的情绪体验是很重要的。在治疗发展性创伤的工作中，极度的恐惧预示着不被承认和遭到否认的愤怒、暴怒情绪正在逐渐浮现出意识的水面。没有被有效滴定的创伤叙事对于来访者可能是压倒性的，也是无组织的。知道何时以及怎样有效地滴定是一门艺术，速度要足够快但不能太快，需要不断地调整节奏以适应来访者的发展能力。为了有效地滴定，我们跟踪观察到的线索，注意我们自己共鸣的反应，并询问来访者可否以这样的速度来工作，记住受过创伤的来访者并不总是知道他们什么时候会被压垮并产生解离状态。我们经常不得不使用各种技术来调整咨询进行的速度，尤其是在刚开始的时候，因为此时来访者自己常常不能去控制进展的速度。下面的例子强调了一些要点：

- 减缓进程并转移焦点。
  - "我注意到，当你谈论你父亲时，你开始变得激动并离开了当下，所以让我们把事情放慢一点儿……花点儿时间，给自己一点儿时间去平静下来。"
- 心理教育。
  - "重要的是不要一下子就进入痛苦的回忆。"
- 增强来访者的关注能力，并逐步调整他们的速度。
  - "留意自己控制感觉的能力，找到适合自己的节奏，这对你来说很重要。"
- 定格。
  - "当你谈到父亲对你的谩骂时，回忆很快就来了。如果你只回想一幅静态的、单帧的图像，把它放在合适的距离，看看会发生什么。"
- 寻找能让来访者保持连接的节奏。
  - "在我们的工作中，控制不是一个坏词。重要的是保持你能连接和控制的节奏。"

摆动

摆动是一种扩张和收缩的自然脉动现象。这也是一种临床干预措施，治疗师可以有意识地将其作为整体容纳过程的一部分。

自然摆动

随着来访者体验到更多的活力，他同时会体验到扩张的感觉。有时这种扩张将伴随着收缩感。对于治疗师来说，向来访者解释成长就是扩张和收缩的过程，收缩是不可避免自然过程，这是非常重要的。对自然摆动过程的理解有助于来访者度过收缩阶段，而不必过分担心出现问题。

在 NARM 治疗中，我们关注在咨询中以及咨询之间的自然摆动过程。特别是在来访者有很强的扩张体验的咨询之后，探讨他们如何应对不可避免的收缩状态是很重要的，而这种收缩的到来是在预料之中的。如果来访者出现无法控制的收缩反应，表现为退行、强烈焦虑、抑郁或躯体症状的增加，这就是 NARM 中所谓的"回旋镖效应"（boomerang effect），表明治疗师应更仔细地滴定，并以较慢的速度向前推进。

临床摆动

在临床的摆动过程中，治疗师有意识地将焦点从痛苦的回忆转移到能够带来抚慰和安定的资源上。观察到来访者在处理受虐史中新的元素时开始解离，于是我们有了如下的对话。

拉里：让我打断你一会儿。我注意到你开始不在此时此地了。我想让你的注意力回到当下，感觉你的身体坐在椅子上，脚踩地板上。（长时间的停顿）……你觉得怎么样？

顾客：（深吸气）感觉好多了。

通过让治疗过程慢下来，我们就是在滴定。有意识地鼓励来访者把注意力转移到身体中并远离叙述，我们就是在摆动。同时使用摆动与滴定，以增强神经系统整合强烈情感的能力，能够增加自我调节的能力。

当谈及个人史中痛苦的部分时，NARM 的治疗师会正念地关注来访者的变化状态。当来访者变得过度激活时，摆动至资源取向的问题是有用的。例如：

> "我很好奇，是什么事或者什么人帮助你迈过这些坎的？"

休克性和发展性创伤都能使我们的意识深陷过去。上面的问题强化了这样一个事实，即来访者现在就在这里，而且是安全的，它旨在唤起外部资源（例如慈爱的祖母）或者内部资源（例如生存意愿）。来访者在处理任何创伤时所拥有的终极资源是"他们活下来了"这一事实。在当下的工作能够帮助来访者逐步整合"他们生存下来"的现实。通过这种方式，我们在来访者安全的现实和痛苦可怕的记忆之间摆动，同时提醒来访者过去和现在有哪些可以利用的资源。

安全性

在教导治疗师如何解决具有连接生存方式的来访者的安全问题时，我用了一个比喻，即与一只尽可能独自生存的野生动物做朋友。它虽然想逃离冰冷的世界，想要亲近，想要连接，但同时又感觉害怕。如果我们试图接近野猫或野狗，它会跑开，但是如果我们保持一个邀请的空间，随着时间的推移，动物会越来越信任我们、接近我们。

这与经历过早期创伤的来访者相似。他们想要信任，但既害怕又愤怒。和与野生动物相处一样，治疗师要传达的信息是"走出寒冷是安全的"。同时，治疗师要尊重他们的恐惧，不强迫他们提前信任自己或试图强行与他们产生连接。这些来访者渴望亲密，但并不总是意识到他们对此有多么害怕。在他们准备好之前强迫他们去信任，会忽略他们是多么害怕连接。就像与野生动物相处一样，治疗师通过保持一个空间来处理具有连接生存方式的来访者的矛盾心理。在这个空间中，他们可以慢慢地体验并接受这里没有威胁，其实可能是安全的。最初，治疗师会发现当他们向具有连接生存方式的来访者靠近时，这些将来访者会冻结或逃跑。随着时间的推移和治疗联盟的加强，这些来访者会发现，不仅治疗师不会伤害他们，而且治疗也可以是安全的避风港。

尽管许多读者没有体验过如此极端的关于连接的矛盾，但我们大多数人都知道既渴望又害怕亲密关系的感觉。许多人对于连接中断的倾向已经达到了某种程度的适应，但没有意识到自己是多么害怕亲密的连接。对于那些想要在亲密关系中连接但又觉得无法找到连接对象的来访者来说，成长和疗愈之路在于允许自己拥有对亲密关系的矛盾心理，以及如何挑选出满足自己对亲密关系合适距离需求的伴侣。

结论

与连接和中断共舞是所有五种适应性生存方式的核心主题。但对于具有连接生存方式的个体来说，经历了早期的休克性和发展性创伤，以及由此导致的解离，他们的神经系统失调和认同扭曲是最严重的。治疗师很容易被这些来访者所呈现的复杂而痛苦的症状所迷惑，搞不清是什么导致了他们痛苦的症状。

本章我们介绍了一些原则、工具和技术，可以解决与自我强化的循环交织在一起，并推动生存方式的发展的问题。

- 我们已经介绍了如何对整体的高唤起状态进行工作，如何处理神经系统失调的冻结和解离状态，从而来治疗缺乏社会参与经验的具有连接生存方式的来访者。

- 我们已经详细介绍了如何解决认同扭曲，例如早期创伤导致的低自尊和自我憎恨。

- 我们已经阐述了如何处理神经系统失调和认同扭曲之间持续的相互作用和自我强化循环。

- 我们讨论了如何处理来访者对连接的渴望和深深的恐惧，以及如何创建一个支持增加连接的环境，同时还探讨了来访者如何破坏他们与自我和与其他人的连接。

- 我们已经解释了存在于身体中和处于当下之间的功能统一，以及如何帮助来访者变得更加具体化和更加处在当下。我们提供给治疗师和来访者的工具，可用于解决出现在来访者治疗过程和生活中的早期生存方式的困境。

表 10-7　NARM 对于连接生存方式的治疗过程的原则和技术总结

NARM 的主要原则

- 在不强求连接的情况下为来访者的内在世界提供支持
- 跟踪与反馈连接和中断的过程
- 跟踪有组织和无组织的状态
- 帮助来访者面对重新连接的挑战
- 理解和跟踪扩张与收缩的动力
- 处理对活力的恐惧并支持不断增强的活力
- 探索来访者与愤怒和攻击性的关系
- 帮助来访者否定基于羞耻和骄傲的认同
- 理解指定问题的作用
- 鼓励自我接纳
- 支持来访者的自我参照、自我反省和正念的能力
- 利用躯体正念来处理神经系统和认同
- 支持不断增强的自我调节
- 跟踪和支持与身体的连接
- 帮助来访者解决认同扭曲，包括羞耻和自我憎恨

（续）

工具与技术

- 创造安全感和容纳
- 用"此时此地"对个人史进行工作
- 寻求支持性的资源
- 唤起积极的连接体验
- 跟踪来访者的心理弹性的范围
- 用滴定的技术帮助来访者以可控制的方式走出解离状态
- 处理在连接增长和扩张的过程中出现的困难
- 与不能感觉到自己身体的来访者一起工作
- 对眼睛、目光和投射过程做工作
- 富有同情地反馈、面质来访者转向内心的攻击性
- 保持对过去和现在的双重意识
- 避免退行

第 11 章

关系模式的治疗

NARM 与神经情感接触在早期发展性 /
关系性创伤的长程治疗中的应用

> 只有完全建立了以各级体验为基础的
> 连接，才能开始分离 / 个体化的进程。

本章节选自一位女性的长程治疗记录，她的创伤和生存困境涵盖了连接生存方式最早期的问题。这些节选说明了针对性地运用神经情感接触（NARM 方法之一）建立连接，以及它在处理前语言期的发展性 / 关系性缺陷时具有非凡的作用。

艾玛被一位同事转介给艾琳，在艾琳和她进行了八个月的治疗后，她们陷入了治疗的僵局。这位同事认为艾玛的问题能从专门处理早期依恋和成长缺陷的方法而受益。正如我们所看到的，由于早期创伤干扰了情感调节能力的发展，因此我们需要在自我形成时使用对躯体层面进行干预的特定方法。

退缩与隔离

当艾玛在我的办公室坐下时，她既紧张又不自在，措辞谨慎，避免眼神直接接触，时不时地瞥我一眼。她已经快 40 岁了，对他人有持久且强烈的恐惧，她孤立自己、脱离社会，感受到深深的孤独和绝望。据艾玛自己的说法，她对别人的评价极为敏感，这是不断造成她痛苦和失望的根源。她把人们称为"人类"，这一称呼传达了她对失去连接感和没有归属感的绝望。

艾玛在社交活动上遇到了困难。她不知道如何理解别人的行为，也不知道别人对她的期望是什么。她认为绝大部分的人际交往都对她日常生活造成了干扰，容易加剧紧张混乱的情绪。她生活在持续的恐惧中，觉得自己别无选择，只能选择离开她所生活的环境，才能调整好困惑和疲惫的内心状态。她所知的处理自己内心极端痛苦感受的唯一方法就是限制与人的接触，尽量减少刺激，限制自己的生活，并退回到近乎与世隔绝的安全状态。因为她没有归属感，所以不能投入生活，但又不能背弃生活。尽管她担心自己可能会再次面对令人失望的创伤，但她出现在我的办公室，这表明她仍然存有希望。

关系的同调

艾玛觉得自己被困在了人间地狱。为了掩饰她内心强烈的情感，为了满足社会的期望，她学会了用虚假的微笑来掩盖极度的不适。经验已经教会她期待被拒绝，她对任何不协调的迹象都会痛苦地做出反应。当连接的机会出现时，她在兴奋和退缩到令人揪心的对失望的恐惧之间犹豫不决。她害怕表达可能导致拒绝的愤怒，不敢大胆地表达"我不需要你"，她觉得自己注定感到羞耻、自怨自艾、无助的沮丧和绝望。尽管如此，艾玛并没有完全失去积极参与社会生活的欲望，尽管她一生都很痛苦，但她想要被爱，并渴望继续与人连接。说到她是如何经常感到被忽视和被误解的时候，她哭了起来。

建立信任

我很快就意识到艾玛有很强的直觉能力来感知我的情绪状态。她仔细地追踪着我的反应，对我的任何不同调（misattunement）的反应都感到绝望和羞耻。她的状态不断地让我想起母亲和婴儿如何时刻共同调节他们的情绪唤起，通过彼此变化的行为互相影响。从神经科学上讲，母亲和孩子之间的信号以惊人的速度来回传递，传递耗时只需 1/300 秒。研究表明，母婴在彼此面部表情的反应中，表现出交感神经支配的心率加速和副交感神经支配的心率减缓。艾玛就像婴儿一样，能感觉到隐藏在她身体里的关系同调（attunement）与否的细微情感差别，我必须在保持在场，真诚的在场。她需要我始终如一地证明我值得信任，并有能力与她产生共鸣。

我们花了几个月才发展出一种共同的语言。一开始，她经常表示我"认真对待她"对她来说是多么重要，这意味着我不能认为她是病态的，并下一个诊断。她觉得诊断会剥夺她的尊严，显示出我的"高人一等"，表明我在根本上不重视她的体验。她想被看作一个有价值的人，她对被给予某个诊断的可能感到恐惧和愤怒。为了与艾玛建立连接，我最初需要以最尊重她的方式进入她的世界，否则她什么也不会接受。

> 艾玛：我怎么知道你是否在乎我说的话？
>
> 艾琳：当你谈论你的疼痛时，我感觉到它是我心窝里的一种痛。你所说的在我心中产生共鸣，就在这里……（指向我的太阳穴和心脏。）我的直觉对你所说的话有反应，我的感觉与你描述你的身体对我的反应相似。
>
> 艾玛：你是说我的话对你的身体有影响吗？我以前从未真正想过这一点……

艾玛对于她的语言和内心状态可以影响我感到很惊讶。因为别人经常说她太敏感了，她放弃了另一个人可以"理解她"的可能性。

认识艾玛的发展性挑战

艾玛很容易流泪，她常常感到自己陷入了一种空虚、一种巨大的无底的空虚，这是发展性创伤和被忽视的标志。透过早期创伤的视角，我可以想象她陷入空虚的感觉是一种原始的混乱，源于缺乏同调的养育者。

母亲通过同调的关系来调节婴儿的神经系统发育和连接能力。婴儿在生命第一年的基本发展任务是围绕着与母亲（或任何主要照顾者）建立一种安全的情感纽带。母亲的基本工作是通过调节自己和婴儿的内部状态来支持婴儿自我调节能力的发展。母亲和婴儿之间的沟通主要是非言语的，由身体与身体之间的信号组成，通过双方的神经系统来传递。母婴间的交流直接影响婴儿大脑和神经系统的成熟，调节社会与情绪刺激，引起情绪的躯体表现，进而导致行为变化，使大脑能够适应不断变化的环境，整合新的信息并学习。正是通过这些沟通，婴儿将形成他们应对压力的能力。

艾玛像婴儿一样敏感地对我内在的变化进行即时的追踪，她需要高水平的、相互的情感投入、同调和共鸣，完全调动了我的具体化的直觉能力，她需要可控的养育过程。艾玛缺乏安全地休憩在爱的臂弯中的体验，从未在一个人关怀的目光中存在。她需要支持性的方法提供自下而上的高度协调的身体、情感和充满活力的临在陪伴。通过早期发展性创伤的视角，人们很容易理解为什么自上而下的认知治疗方法对于她来讲是极端痛苦的，并会造成再度创伤。

出生创伤、早期忽视和情绪虐待

艾玛的胎儿期和出生经历都是痛苦的。她的母亲，一个渴望保持 18 英寸⊖ "完美" 腰围的有抱负的女演员，一直试图流掉她，但没有成功。艾玛差点因为难产死了，又因为早产而被放在保温箱里。

从出生起，艾玛就成了忽视和精神虐待的受害者，艾玛的母亲立即恢复了她的演艺生涯，把艾玛交给了她妹妹来照顾，她妹妹未婚并对自己的

⊖　1 英寸 = 2.54 厘米。

处境非常不满。艾玛的父亲对他的女儿没什么兴趣，几乎从不在家。艾玛早年的记忆里是冷漠和从不关心她的阿姨、痴迷于自己的外表和成功的母亲、被打扰就会勃然大怒的父亲，她童年的大部分时间都是在自己的卧室里度过的，独自一人，在想象中的游戏中寻找安全，同时她也一直在想，是否会有人来找她。

忽视和精神虐待的长期影响包括慢性的无价值感、内疚、自责、自怨自艾、脆弱、对他人的不信任，以及普遍存在的无力感、无望感和绝望感，艾玛拥有所有这些症状。来自连接阶段的发展性／关系性创伤所致的缺陷和许多情感折磨深深地困扰着她。

为身体的非言语体验命名

艾玛对自己的感觉和情感感到非常困惑：大多数时候她不清楚它们为什么如此强烈，而且还害怕它们。她发现很难用语言来分享她的内心体验，她经常让我想起一个正在学习说话的小孩。

> 艾玛：我父母从来没跟我说过话。他们也从未交谈过。我们的房子很安静。他们只有在喂我和给我洗澡时才关注我。

给艾玛时间，并鼓励她去寻找语言来表达自我中被忽视的部分——这个孩子面对的是自恋的母亲，缺席的、"狂暴的"父亲，和一个漠不关心的、愤世嫉俗的阿姨——这是一种持续不断的学习经历。在躯体理论和精神分析理论中，人们普遍认为如果无法用语言将身体体验心智化（mentalize），未命名的、压倒性的情感和感觉会仍然停留在体内及器官中，并且表现为心身症状——一种表达不清的、封闭在躯体内部的状态。同调的父母或养育者通过为各种体验命名来开始情绪和精神分化的工作，以调节婴儿未成形的、紧迫的情绪风暴。为身体体验命名会把感觉和情绪意识化。由于艾玛大部分时间都处于非言语的状态，所以当我能够准确地用语言来表达她的内心体验时，她感到非常欣慰。如果艾玛和我要在治疗上取得成功，我们之间以闪电般的速度进行的非言语交流就需要放慢速度，并被带到意识层面；我们需要用语言来描述在当下她的内在发生了什么，我们之间发生了什么，她需要用语言来了解和反思自己的内心状态。

　　感觉运动功能与情感能力、关系能力和社会能力同时发展，所有这些功能都是相辅相成的。从这个观点来看，我认为重要的是理解身体有它自己的现实性，以及自己的生存困境。当儿童在感觉－运动水平上错过了他们发展的重要的节点时，生理基础就无法支持他们的情感和关系能力的出现，他们除了补偿和通过其他方式弥补有缺陷能力之外别无选择。如果没有必要的感觉－运动技能，孩子的反应能力就会减弱，环境的需求就会造成更大的应激，他们无法跟上其他孩子的步伐。更重要的是，他们往往缺乏关键的防御反应，使他们难以充分保护自己，让他们更加脆弱。因此，其他孩子会感受到他们的脆弱性，将他们作为攻击的对象。作为回应，遭受早期发展性创伤的儿童回避了需要那些能力的情况，而那些能力在他们身上并没有得到发展，导致了一种逃避和孤立的生活策略。

　　根据我的经验，当神经发育受到损害时，有必要支持身体自发的冲动和运动。为了让艾玛感到安全并学会如何与另一个"人"产生连接，我们双方都必须在互动的过程中公开地交流我们的内在真实情感。我们达成了一项协议，在适当的时候，我们将分享我们的内在状态：我将与她分享我的感受和情感反应，而她也要表达她的感受和反应。她欣赏这种治疗架构，当我和她的内心现实被描绘成清晰而鲜明的色彩时，她就可以放松一下。她的体验拥有了一种言语化的人际背景，这能令她感到宽慰。每当我充满情感地表达对艾玛发自内心的反馈时，她的恐惧就减轻了。放慢节奏，花时间把关键的体验分解成小的当前时刻，就像在需要的时候一帧帧地播放一部慢镜头的电影，帮助她找到了描述自己感觉和情绪的词汇，从而使她开始理解自己的内心状态。我们为她大量的非言语体验发展了第一层语言，寻找语言使她能够针对我的反馈分享自己的感觉，并将她内心的现实和对外部世界的感觉与我的话语进行匹配。这意味着她不再是独自一人努力弄清她的感知是否准确。

心理教育

艾玛才华横溢，20多岁就开始攻读医学学位，但她放弃了，因为她觉得社会压力难以忍受。为了吸引她好学的那部分自我参与治疗，我问她是否愿意学习关于依恋、儿童发展、情感神经科学以及创伤对行为影响的新理论。我的意图是让我们发展更广泛的共同反应词汇。她的眼睛亮了起来。她对我给她分享的关于情感调节、母子关系对神经系统的影响、发展性创伤引起的失调，以及伴随威胁而来并限制婴儿探索性反应的战斗－逃跑－冻结反应等方面的知识表示了极大的兴趣。她尤其对二元同调的重要性及其对依恋风格的影响产生了共鸣，并开始对这一主题进行自己的研究。

我们的心理教育对话以及她自己的阅读都赋予了她力量，使她的脆弱和敏感正常化。艾玛能够将这些信息与她自己的童年经历联系起来。从本质上讲，通过识别出她在发展性、神经性和情感基础上的困难，她创造了自己的"诊断"。艾玛对依恋和创伤的理解给了她自上而下的概念，她可以用它来谈论她所经历的痛苦、恐惧和社会局限。她现在对发展性创伤的影响有了了解，这引发了一个否定认同的过程，使她从无助孩子的体验、她对社交的尴尬，以及情感失调的深深的羞耻中脱离出来。

神经情感接触联系

通过建立自下而上的感觉和情感指导，并进行自上而下的认知理解，我为我们的工作奠定了基础，然后提出了一项由躯体心理治疗师使用的练习，用来激发来访者的依恋能力，并帮助他发展出边界感。练习如下：

1. 治疗师离开房间，就站在门外。

2. 现在只有来访者一个人在房间里，关注自己的内部体验。如果他感到被治疗师离开房间的行为刺激到了，他可以花些时间让自己平静下来。当他平静下来后，他再邀请治疗师重新进入房间。当治疗师重新进来时，来访者关注其内心体验的变化。

3. 在重新进入房间并关上门后，治疗师等在门旁，等待来访者的指示。例如，来访者可以告诉治疗师保持不动，不要看他，慢慢地一步一步地靠近，回到外面，等等。

4. 对于每个请求，来访者追踪并分享他在内心体验中观察到的任何变化，治疗师鼓励他并等待身心激活的减弱，然后来访者再给出下一个指令。

这项练习通常会持续进行，直到来访者将治疗师带入他的主观领域。它旨在通过暗示来访者对环境的掌控来支持他的主体性，即来访者是负责人，治疗师将遵循他们的领导和步调。它也旨在给来访者提供追踪和用语言表达感觉波动的体验，而这象征着他们能量边界和关系能力的状态。

我们开始练习的时候，艾玛坐在离门 20 英尺[○]远的房间尽头的垫子上。在我离开房间大约 5 分钟后，她叫我进来。我走进房间并随手关上了门，背对着门面对着她站着。她的反应变得既紧促又强烈。

艾玛：当我一个人在房间时，我无法让自己平静下来，所以我决定无论如何都要让你进来。当我一看到门把手转动，就开始焦虑起来，现在我几乎无法和你在一起……我觉得非常的尴尬……我感觉自己不应该在这里……我是你的负担，我不能忍受另一个人与我分离。我现在真的麻木了。

○ 1 英尺 = 30.48 厘米。

当她描述她的焦虑和解离时，我意识到这项活动所需要的资源比艾玛所能支配的要多。

艾琳：艾玛，我能跟你分享我现在的体验吗？

艾玛：（点点头。）

艾琳：我发现，看到你挣扎于我设置的这个练习，我很痛苦。我没想到这会给你带来这么大的困难。现在，你感到如此孤独，在房间那么遥远的角落，我想去你那儿，坐在你身边，拥抱着你。但我很矛盾，因为我也不想通过侵犯你的空间来给你带来更多的不安。

艾玛：如果你离得近一点，我会更舒适。

艾琳：那我坐在你旁边可以吗？

艾玛：（点点头。）

艾琳：我会慢慢地过来，如果你需要我做任何不同的事情，你可以告诉我。

当我穿过房间坐到她身边时，我问她想让我坐在哪里。她让我坐在她的左边。

艾玛：现在我能感觉到自己平静下来了。

艾琳：你需要多少时间就花多少时间……按照你自己的节奏……没必要强迫改变任何事情。（停顿几分钟）……我注意到你在努力保持端坐，是这样吗？

艾玛：是的，我喜欢你在这里，但我只想蜷缩成一团，因为我的背疼。

艾琳：我可以支撑你的背，我可以把手放在你的背上面吗？如果感觉不对，你可以告诉我，我马上停下来。

她同意了，我把右手放在她的后背上，以支撑她塌陷的背部。

艾琳：感觉怎么样？

艾玛：很轻松。这让我更加平静。（叹了一口气）……让你碰我比
　　　让你穿过房间更容易接受。

艾琳：我们知道这点很重要。（暂停几分钟）……我想做个小实验，
　　　我会改变我的手放的位置，以及给你的背施加的压力，告
　　　诉我你觉得怎样更好。

艾玛：（点点头。）

艾琳：首先，我的手在你需要支持的地方吗？

艾玛：你能把手放低一些吗？（指引我到她的背部的地方，就在她
　　　膈膜下方）……这儿感觉更好。

艾琳：现在，让我们来调整力道。

艾玛：我想我需要更大的力道。

我逐渐加大了我的手在她背部的力道，直到我的力道与她在自己脊柱
施加的内部压力相适应。

艾玛：就像这样……感觉不错。

艾琳：记住，如果感觉不对，你可以随时叫我停下来，或者你可
　　　以让我做一些其他的事情。（安静几分钟）……你现在感觉
　　　怎么样？

艾玛：我觉得我没有权利来这里。我一定是你的负担，我对我的
　　　反应很尴尬……但我也喜欢你在那里，不要停下来。

我们探讨了她所说的"来这里的权利"，说到了她"没有权利"的感
觉表达出了她不被需要的感觉，她以往一直是母亲的负担和烦恼，尤其对
于她父亲而言，更是如此。我们探讨了我在她身边陪伴她、支持她的感觉。

在我的触摸下，她感受到的关怀是一种全新的体验。她咯咯地扭动着、笑着，觉得难以置信。她从来没有觉得自己有存在的权利，更别说有人真的想跟她在一起、回应她的需要了。

几周后，她告诉我，这次治疗对她被需要、被看见、被理解的感觉的产生是多么关键。

> 艾玛：从那天你出去的时候就开始了，然后你又回到房间，然后过来摸了摸我的后背，我感受到了支持。我的后背有被抚摸的渴望，但我不知道。

尽管最初的练习从未完成，但它起到了重要的催化作用。它开启了我们触摸的工作，并帮助艾玛重新认识到，当她分享她绝望的反应时，可以引发他人的共情，并且他人能够积极地回应她的需求。

> 艾玛：谈论再多问题似乎也不会对我感受自己的方式有多大影响。大多数情况下，只是谈话就会使情况变得更糟。这很难解释，但是当你触碰到我时，我就开始感到真实。就像我存在一样。

建立依恋关系

从这次治疗开始，艾玛想要被触摸。全面的触摸培训和工作经验教会了我在来访者的需要下给予触摸干预。我采用缓慢的触摸方式，反复征求来访者的意愿和想被触摸的方向，邀请来访者给予回馈，来指导或者中止互动。被触摸的体验帮助艾玛感觉她的皮肤表面，并在时间和空间上找到自己的位置——这是她解离状态的解药。我们发现艾玛对她的身体和身体的边界没有完整的印象，这种身体的边界能帮助她区分哪里是自己，哪里是他人。因此，她生活在共生的混乱之中。她报告说，她感觉自己好像不住在自己的身体里，经常感觉自己在"头顶的某个地方"旋转，这是解离状态的常见的描述。

触摸是一种很有价值的工具，我们可以用它解决关系模式发展过程中仅靠语言无法改善的缺陷，现有的证据证明触觉在人类心理学和生物学中发挥了重要作用。由迈阿密大学医学院触觉研究所所长蒂法妮·菲尔德（Tiffany Field）博士进行的基础研究表明，触觉是关系体验的基础。这是婴儿 – 养育者关系中的基本互动模式。当我们考虑婴儿语言尚未形成的身体现实，以及语言思维背后的神经元和生物化学过程时，我们能够理解为何关注身体以及身体体验与精神状态之间的关系，对于支持自我与他人关系能力的发展进程和整合是至关重要的。

> 艾玛：我能感觉到你的手，但我并不知道它们属于谁。能感受到你的手就足够了，想要感觉到它们是属于谁的实在是太难了。这样我能感觉到我不再孤单。

艾玛觉得我的触摸是安慰的来源，尽管她还不能把我当成一个独立的个体来体验。

> 艾玛：我信任你的触摸。当我被按摩时，我不得不强迫自己去喜欢它……而你的触摸恰到好处，好像你在触摸我的情感。有时候，在按摩过程中，我真的感觉很好，但只持续了一秒，然后我就崩溃了，我在按摩剩余的时间里麻木了，这并不会发生在你的身上。他们（爸爸、妈妈、阿姨）所有人都对我另有想法，从不会看重我。重要的是我需要采取特定的方式取悦他们，这也是人们通常的做法。

通常情况下，在治疗开始时，我会先让艾玛找出她认为需要关注的身体部位。她会引导我触摸她的腹部、横膈膜后面的中背部、右髋或者下颚。我始终安静持续地触摸，试图鼓励她，我的动作从容且缓慢，试图提供一种她的身体可以接受的触摸方式。在静静地触摸她所选择的部位一段时间后，我通常会通过描述我的体验来开始语言的交流——我在她的肌肉组织中所体验到的情感效价、肌肉组织的强度、波动模式。

> 艾琳：今天，我感觉你悬在那里，腹部有些收缩……我的肚子也越来越紧。我感觉你的肚子一动不动，甚至有点僵硬，好像你在屏住呼吸，等待一些坏事发生……
>
> 艾玛：是的……我阿姨给我留了个口信……我还没有回她的电话。我怕她会邀请我参加家庭聚会，我不知道如何拒绝。
>
> 艾琳：我明白了……那就说得通了，你的身体不确定参加聚会是否安全。
>
> 艾玛：的确不安全。我知道我会失控的。我和家人说话的时候总是这样（她的肚子明显收紧了）。
>
> 艾琳：艾玛，我要把手放在你的肚子上。花点时间看看这样做感觉好还是不好。
>
> 艾玛：（一段时间过后）……我越想我阿姨，我的肚子就越紧绷，直到你触碰我，我才知道。
>
> 艾琳：让我们先花点时间让你肚子平静下来，然后再讨论你的家庭。
>
> 艾玛：（停顿）……我真的很害怕。不……实际上，我吓坏了，觉得自己完全没有价值，对所有事情都无能为力……我觉得自己要焦虑发作了。
>
> 艾琳：现在呢？
>
> 艾玛：别再说了。我只想安静下来，让我的身体安静下来，我没有必要因为她的邀请就去。

触摸帮助艾玛与她的感觉建立了有意识的连接,这成为我们之间对话的重要方面。追踪我和她身体的感觉是关系信息的重要来源。当我与她有身体接触时,我用语言和比喻将感觉、情感和思维联系起来,以加强她的神经系统、内脏和皮质功能之间的反馈环路。我的触摸是为了唤醒并支持她对内心状态的探索,我的语言邀请她说出自己的体验。当我们的感觉达成一致、产生共鸣时,或者当我们的观点不同时,她知道我分享自己的体验是为了邀请她分享她的体验,于是她把自己的体验与我的进行对比,我们探讨了体验的相似和不同之处。艾玛意识到,当她集中注意力并将自己的感觉、情感和思维联系起来时,她的内心世界变得容易掌控,新的视野和解决方案就会出现。

空虚

我触摸时的共情和滋养的意图很大程度上调节了艾玛的神经系统,由此与一个关爱的他人产生了直接而含蓄的联系,这与她童年时被忽视的记忆以及她成年后依然经历的恐惧和与他人格格不入的状态形成了对比。

> 艾玛:我不再为了得到我得不到的东西而奋斗。我现在知道自己得到了一些真实的东西,我没有编造。它非常甜美、柔软、令人满意……我以前不知道,但现在我知道了。我能感觉到我什么都没有和我什么都拥有之间的区别,这真是一种解脱。每次治疗结束后,我都意识到我的信任在不断增长,但当我回家时就又会感到空虚。我被抱持,然后感到孤独,现在我想要更多。

我们谈话期间的接触与她独自在家时体验到的对接触的渴望之间形成对比,这让她想起了多年被忽视和孤独的悲伤。她意识到,无论是从意识层面还是从内心层面,与外界没有连接是多么痛苦,她是多么渴望能与外界有连接，即使不知道自己到底渴望的是什么。艾玛现在能说出她早年的经历了。她描述了一种可怕的内心空虚感，这种痛苦的空虚感是早期的发展性创伤（尤其是被忽视）的深远影响之一。

> 艾玛：就好像有一个冰冷、黑暗、无底、永无止境的空虚状态。它一直在那里，从未停止。现在我有些时候觉得活着真好。我能感觉到这不是我的错。我不是因为有缺陷而空虚，而是因为我从来没有得到我需要的东西。

建立依恋

由于缺乏舒适的触摸连接，艾玛极度痛苦的空虚感难以言说，我们用不断增长的关系模式来探索她发展出来的适应性生存策略，这种生存策略使她免受不可忍受的忽视和孤立的痛苦。艾玛表达了她的害怕，如果她敞开心扉，痛苦可能将更加难以忍受。

> 艾玛：我感到很尴尬，可能我喜欢你的程度要多于你喜欢我的程度。我让自己需要你，这让我觉得很危险。这不是依赖吗？这不是错了吗？我怕你会"丢下我这个孩子"，那样的话我想我再也活不下去了。

当她谈到过去的不同调和被忽视的经历时，她开始经常使用"丢下孩子"这个表述。她很害怕，怕如果她太信任我们的关系，我也会抛弃她。艾玛希望能确信对我形成依恋是安全的。

> 艾琳：艾玛，我们一起来看看这件事吧。我们知道你的身体和神经系统都渴望被触摸……当我与你同调并给予你需要的，但从未得到过的关注时，你感受到解脱。我们也知道，在没有人关心你的情况下长大，你是多么痛苦。我理解这种

感觉有多脆弱……我们的关系会面临许多考验，让我们看
看我们能否采取措施来保护这个孩子。我最不想做的事就
是把孩子丢下，或者让你再一次失望或被遗弃。

我们探索了如何以一种缓慢滴定的方式继续下去，让她能够管理随着
感觉连接而来的扩展的新体验。艾玛意识到，每当我触摸她心脏附近的区
域时，她对被抛弃的恐惧就特别强烈。我们齐心协力地微调我们的互动；
我的触摸越能具体地满足她身体的需要和情感的渴望，她就越善于给我指
引方向以及调节她自己的情绪。我们确定了触摸哪里能感觉安全、平静并
带来安慰，以及其他引发情感痛苦的区域。我们发现，我经常变换触摸的
位置要比我长时间触摸同一个位置时，她的感觉会更好。我们还探讨了她
在治疗间期在家中安慰自己的资源。她发现，她在按摩床上待的时间越长，
在治疗过程中与人接触的时间越长，她回家时就越容易保持好心情。她意
识到，最重要的资源是将治疗中的感觉保持在身体里。

艾玛：我从阅读中得知，被触摸让我想起了我婴儿时的经历……
那是我真正需要一个母亲的部分。他们都把我抛弃了……
我的妈妈、我的阿姨……还有我的爸爸。

艾琳：那当你和你知道的那部分连接起来时会发生什么呢？

艾玛：嗯……我告诉自己，你不是他们，记住我们在治疗中待在
一起的感觉就可以了。不是因为我太需要，更多的是关于
治愈我需要但并没有得到的东西。

我认为这意味着她正在发展出一些客体恒常性、自我抚慰和自我调节
的能力，经过几次治疗后，我用一只手按在她的背上，用另一只手轻轻按
摩她的腹部，制作了一个以她的消化道为中心的"三明治"。她随后有了一
些领悟。

艾玛：这种触摸让我感觉到了我的疼痛……不过是以一种好的方
　　　式。我身体里有什么东西在哭泣，边哭边放手。触摸填满
　　　了我，它以一种很好的方式进入了我的痛苦，让我一个细
　　　胞接一个细胞地感到疼痛，就像我割破了手指一样。痊愈
　　　需要时间，而且总有一天我会感到满足。我需要被触摸。
　　　我不再因为需要被触摸而感到内疚。

艾玛正在学习如何接受。慢慢地，她学会了接受和整合连接的体验。

修复失去的连接

工作进展得很顺利，也许是太顺利了，此时一个不幸的日程安排扰乱
并考验着艾玛逐渐形成的信任。

艾玛：我感觉很好，很开放。我信任你……（哭泣）。现在我感觉
　　　又孤独又封闭。我知道你没有做错什么，但我的身体不知
　　　道。它又封闭了，我担心我失去了唯一的治愈机会。

她生气地想知道她怎样才能像之前那样敞开心扉，她因为允许自己喜
欢我而感到羞愧，并责备自己是个负担。

艾玛：我肯定是个坏人，因为你没做错什么。是我搞砸了。我就
　　　知道！没有人能永远陪在我身边。我是个累赘，你也不想
　　　再见到我了。

情绪失调和碎片化的问题重新浮现。她说她又在家里哭了，因为她强
烈的孤独和失落的感觉现在又回来了。她有几个月的时间充满了希望，现
在，在仅仅品尝了一点点这种美好的感觉之后，希望又消失了，可能是永
远的消失了。我也很担心。如果失去的连接无法修复怎么办？我将自己锚

定在正念的在场过程中。

她蜷缩着身子陷进扶手椅里。然后我意识到她有过很多丧失的经历，却没有失而复得的经历。一旦失去联系，艾玛就再也没有机会重新体验连接。下面的对话节选详细介绍了她对连接中断体验的探索和修复。

> 艾琳：你是否知道过去当你失去连接时发生了什么？
>
> 艾玛：别人会很生气，最后我得照顾他们。
>
> 艾琳：你知道是什么原因让你找不回原来的感受吗？
>
> 艾玛：他们说这是我的错，我太敏感了。他们从不听我的话。

在过去，当艾玛试图谈论她失去的连接时，她因为过于敏感和苛刻而被攻击，或者她因为错判了形势而被指责。我理解，她被对待的方式，并没有允许她表达与他人保持连接和中断的感受。

对收缩进行工作

她缩成一团坐在扶手椅的角落里，膝盖抵着肩膀，盖住腹部，双臂紧紧地搂住胸部，眼睛茫然地瞪着，我建议她披一条围巾，这样她就不必用身体的紧张来保护自己了。我在她身上披了一条薄披巾，她没有做任何阻止我的动作。

> 艾琳：艾玛，我觉得现在发生了很多事情。让我看看如果给你盖
> 　　　上披巾会发生什么。
>
> 艾琳：（解决她对边界的需求）……感觉披肩就像一个盾牌，看看
> 　　　在它的保护下你的身体是否会感到更安全。如果你闭上眼
> 　　　睛，你就不会感到太多来自外界的刺激。

她的身体略微松开了蜷缩的姿势。她说腰部以下是麻木的，双脚几乎没有知觉。

233

艾琳：你可以慢慢来……我会坐在椅子旁的地板上。因为在过去，当你在这个状态时，你一直是一个人，所以我想和你靠近一点。（片刻沉默过后，她的呼吸速度放慢了）……我想把我的手轻轻地放在你的脚上。（我把我的手指放在她的脚上，靠近她的脚趾）……告诉我这样感觉好不好，或者有没有打扰到你。你不必马上回答，如果接触不舒服，你可以离开我的触摸。（她并没有移开。经过一段时间的无声接触，我将我的手移开了。）

艾玛：不，我喜欢你的手在那里。不知道为什么，这可以帮助我放松下来，回到这里。

我们在彼此的接触中安静地度过了接下来的 30 分钟。每隔一段时间，我就会向她保证，不必有任何压力让什么事发生。我们无法得知结果会是什么，或者我们是否会找到治愈的路。我们只是练习活在当下。

艾琳：我们能做的就是安静地在一起，看看此时会发生什么，就像我们在过去几个月里所做的那样。

我知道艾玛在强烈的情绪中挣扎。我安慰艾玛说，她的情绪有自己的过程和节奏。如果有一丝渡过难关的迹象，我们都必须尊重艾玛内心发生了什么，没有任何时间的压力，没有任何评价，没有先入为主的想法。我的手可以通过接触她的脚来跟踪她的神经系统反应：我可以感觉到她腿部的收缩渐渐放松下来。同时，我可以感觉到我自己内心的混乱平静下来了。当这次咨询快要结束时，我让她知道我们即将结束，但没有任何压力需要取得什么成果，因为我们有更多的时间来继续探索。

艾琳：我们不知道会发生什么，但我希望你知道，我相信你有关需要的感受。我相信，你知道什么是适合你的。我愿意向你提供你所需要的东西。我想提醒你，我们有一个协议，就是对我们内在的体验要诚实。

在随后的会谈上，她做了一个声明。

艾玛：我还没有好，但我觉得很有希望。我崩溃了，你没有惊慌，也没有责怪我。

她"崩溃了"，我没有惩罚她、责怪她，没有害怕或放弃。我没有逃离、放弃她，或认为她毫无希望。用她的话来说，我没有"丢下这个孩子"。她可以退缩，从眼角往外偷偷地瞥见我还在那里。我劝她和自己的情绪待在一起，即使这些情绪是怀疑和连接中断的。她需要感受它们，而不是拒绝它们。在这个脆弱的相互修复的时刻，我是"足够好"的母亲的象征，我的协调能力变作了艾玛内部失调的外部组织者。

艾玛：我不需要照顾你，我也不必担心会伤害你的感情。你没有让一切都围着自己转。

虽然她更处在当下了，我注意到她仍然蜷缩在椅子上，紧紧地握着小拳头。

艾琳：艾玛，当我们谈话时，我注意到你的身体仍然需要自我保护，你的手紧紧地握着……这让我想起了一个受惊吓的婴儿，她没有人可以依靠。

艾玛：是的。我就是不能放手，我也不能信任你。

艾琳：如果你允许的话，我今天想和这里的受惊的人共度一段特别的时光。我想为她做个摇篮，这听起来怎么样？

艾玛：（咯咯地笑，她的眼睛闪着光）……摇篮？

艾琳：你在想这个房间里怎么会有摇篮？

艾玛：嗯，是的！

我从两个椅子上的把垫子取下来，放在地板上，就像床一样，然后把房间里的其他枕头放在垫子周围，就变成了一个摇篮，正好是她的身体大小，她爬到这些枕头中间时，咯咯地笑了起来，我把披巾盖在她身上。

艾琳：就像我上周所做的一样，我想和你保持接触。

艾玛：是的。接触连接是那次咨询最重要的部分，我没必要说什么，我知道你在那里。

这次，我让她用手握紧我的两根手指。我之所以用这样的干预是因为婴儿出生时就有这样的握持反射，当需要逃离危险时，他们可以安全地抓住妈妈。我认为她紧握我的手反映了她的早期反射，她仰面躺下，右手紧紧抓住我的手指，闭上眼睛。大约过了10分钟，她开始讲述与之前的治疗师失去连接，并且没有把连接找回来，这让她感到很受伤。当她谈起她母亲不跟她产生连接时，她哭了。在咨询的最后，她说了如下的话。

艾玛：我感觉好多了，我并没有全部恢复……但已经好些了。

在随后的治疗中，我们重新回到摇篮中，发现它变成了一个窝。她紧紧抓住一条厚毯子躺在那里，我坐在她头的旁边。

艾玛：我对你的抵触几乎都消失了。

艾琳：很高兴听你这么说，让我们来看看今天都发生了什么。

我静静地坐在她边上，保持在场和关注，大约5分钟后，她说了几句话。

艾玛：我现在开始觉得（流泪）……这是孤独，在我的生命中，我找不出一个我想和他在一起的人……我不知道如何解决这个问题。

艾琳：艾玛，我有一种冲动，我想去抱抱你的头，你觉得可以吗？

她点了点头，我移到她头旁边坐下，在我碰到她头的那一刻，她就开始大哭，紧接着，我本能地在她头顶轻轻地摸了摸。

艾玛：真的没有什么东西使我坚持了……

她把手放在她头顶，手指紧紧地握住。我像之前那样伸出食指和中指，这一次她用左手紧紧抓住。

艾玛：我没意识到我抓你抓得这么紧，我伤到你了吗？

在之后的时间里，她一会儿哭，一会儿安静，而我一直不停地焦虑、恐惧、伤心和迷惑。

艾玛：我已经摆脱了生活中所有困扰我的人，我很高兴，但这使
　　　我感到很孤独。感谢上帝我还有宠物的陪伴，我不知道没
　　　有了它们我该怎么办。

在她自然地讲述她的小动物的时候，我保持安静。结束时，她简单地说了一句话。

艾玛：这很有用。

我们继续进行了几次治疗。在这些会谈中，艾玛常常无法告诉我她需要什么，我不得不仅凭我的协调能力行事。在其中一次治疗中，我把手指平放在她的太阳穴上，不知不觉地接触到颞部的咬肌，以这样的方式去处理她下巴的紧绷和脸部的紧缩。

艾玛：我感觉到体内有一堵墙，而你就在我外面……（握紧她的

拳头来表达她对墙的体验。）

艾琳：我也感觉到了一堵墙。当我靠近的时候，我感到自己只在
你的表面上，那感觉是无法穿透的。

艾玛：墙没有开口，即使我想，我也打不开开口。

艾琳：待在外面也没关系，这就是现实，没有必要做什么，能量
会按照自己的节奏传递。让我们保持对墙的好奇。

我的手依然放在她的太阳穴上，在稍高于她颧骨的位置上。当我触及
她的太阳穴时，我们的呼吸同步了。就这样过了 5 分钟。

艾琳：我感到有些扰动。

艾玛：是的，确实有这样悸动的感觉……（用手指轻轻地做出颤
动的动作。）

艾琳：是的，就像那样，像墙在破裂一样，我有用我的手指做出
同样动作的冲动……（我让手指轻轻地的移动，随意的触
碰她的太阳穴。）

艾玛：是的，这感觉很好。

片刻之后，这种随机的悸动突然变成了一种多方向的脉冲模式，从
她的太阳穴向外辐射，我们找到了一个相同的脉冲节奏，并使我们一
同做出相同的脉冲运动——用躯体治疗的术语来说，我们达到了共振
状态。

艾玛：我感觉到了！

艾琳：是的，我们感觉到了相同的运动，现在我想把我的手放在
你锁骨下方、胸部上方的位置，如果不舒服请告诉我，因
为我们知道你对心脏的位置非常敏感。

艾玛：很好……在某种程度上，用语言描述正在发生的事情不会

让我感受很深，但是知道会发生什么是很好的。

接下来是一段沉默，我轻轻地压了一下胸骨柄，我的手模仿并跟随着它们扩张和收缩的感觉。胸骨柄部位似乎对连接问题特别敏感。悲伤的感觉随之而来。

艾玛：我又感到很悲伤。我为那个不被触碰、不被看见的宝宝感到忧伤。当你这么做的时候，我意识到你给了我不曾得到的东西。

我喉头的紧张感放松下来了，我感觉进入了自己的身体，现在能深呼吸了。我没意识到之前我的呼吸变得快而浅，直到我放松下来才感觉到。就在那一刻，艾玛松了一口气。

艾玛：就在那儿，墙开口了。

这是对这段体验的恰当的说法。我想知道，我们之间同时打开的是什么。它不能被强迫，除非到达其内在的时间点才能被打开，它知道什么时候这些微妙动作会按照正确的顺序出现，什么时候发展到高潮，忽然之间，就像钥匙插进锁孔，打开了一扇门，墙就崩塌了，一股悸动穿过了僵硬的、无法移动的墙。

艾琳：刚刚发生了什么？
艾玛：感觉很好。如果我跟随着这种很好的感觉，这感觉就好像打开了我。我们曾经失去了连接，现在我们又找回了它。
艾琳：我也感受到了，我心里的紧张感消失了，一种放松的感觉在我的身体流动。

当这种美好的感觉穿过她的身体时，她追随着它。这是一种释放的感觉，将她和自己以及和我连接在一起。从依恋方面来说，我认为打开"墙"是特定的触摸互动的结果，它再现了母亲给予婴儿的心理生物学上的协调的关注。事实上，我动作的频率与艾玛自己内部节奏一致就是关键所在。这不是我们所计划的，这是纯粹的机缘。

我们的神经系统识别了这种同步状态并对这种状态做出反应，我们发现这似乎是神经系统调节的基本结构：同步协调带来的舒缓的感觉和情绪，这是在关系背后的一种积极状态，可以去借此发现真正的连接。

对生命的恐惧

艾玛以一种愉悦的状态开启这次谈话。

> 艾玛：和你在一起，我几乎恢复正常了。我还没有完全恢复对你
> 的信任，我今天还想在按摩床上待上一段时间。

她又回到了成人的状态，能够回想起她在幼年时所经历的那种冻结和解离的感觉。

> 艾琳：我们来听听今天你的身体需要什么。有什么你想要说的感
> 觉吗，或者你想关注什么部位？
> 艾玛：我的左眼和脸都感觉很紧。

艾玛躺在按摩床上，我把手放在她的眼睛和眉毛周围，就是她说紧张的地方。过了一会儿，她的左肩向上向内朝着她的颈部方向做了一个快速而强烈的痉挛样动作。

> 艾琳：艾玛，你注意到你肩膀的运动了吗？
> 艾玛：你提到了我才注意到。
> 艾琳：你还记得那感觉吗，能重复刚才的动作吗？

她准确地重复了一遍。当我握住她肩膀的不同位置时，我让她非常缓慢地又重复了几遍。最后，当我把手放在她背部中间、略高于斜方肌的位置时，她告诉我，这似乎是痉挛样动作的起始位置。

艾琳：如果这些运动能发出信息，那会是什么？

艾玛：这听起来有点儿傻，但是进入我脑海里的第一句话是"我不想被生下来"。之后我的想法是"我知道生活是痛苦的"，我感觉我不想参与到生活中去，因为它会带来痛苦。

这句话引发了她肩膀的一系列运动，这个动作与一开始的痉挛动作不一样，而是有组织的收缩，使整个身体蜷缩成一个紧张的球。我想起自己曾在池塘边上玩，尝试着触摸一只张嘴的海葵，看见它出于保护性的反射而关闭起来。当她慢慢回到正常位置时，她的左手仍然紧紧握着。

艾琳：我注意到你的左手紧握着。

艾玛：我知道，它不肯放松，我也没办法。

艾琳：如果你愿意的话，我可以试着做点什么。

艾玛：好吧。

跟之前的咨询一样，我把左手食指和中指塞进她紧闭的左手掌心。这一次，我感到这个握持有另一个不同的含义，不再像一个需要拥抱的婴儿，可我也不清楚到底发生了什么变化。一会儿后，我感觉我的手指微微地推动着她的手掌，我弯曲手指，暗示她放松紧握的手掌。起初，我并没有用力，只是表达一种流动的意图，让能量通过我的手指传到她的手指。她收到了信息，她的手放松了些，我们来来回回持续了大约 15 分钟，我的手指逐渐可以撑开她的整个手掌，她的手慢慢松开。我们之间没有任何言语交流，在咨询的最后，她说了一番话。

艾玛：我有了一种从未有过的新感觉，我不得不一直地提醒自
己，我不会受到伤害。你给的压力是如此微小，以至于我
能够克服封闭自己的本能，并沿着新的方向前进。

艾琳：我不想强加给你任何东西，但我有一个明确的愿望，就是
让你的神经系统知道，它可以释放你的紧握感。

艾玛：因为我与他人的相处的经历一直都很糟糕，所以我不愿意
相信任何人就一点儿都不奇怪了。我阿姨的形象出现了，
她对我的态度非常不好。对我来说，被温柔地对待是很重
要的。在我过去的经历中，接触总是很痛苦。用温和的方
式接触真的很好。

艾玛对她身体采取的防御措施有了一定的了解，这些措施的存在是为
了保护自己不受无法言喻的侵犯和粗暴对待。我想起了她婴儿期和阿姨、
妈妈在一起时的照片，她在照片里扭曲着身体。这个小婴儿从来没有被拥
抱过，她恐惧地紧紧捏着拳头，永远无法放松下来，安全地握着。

艾琳：艾玛，你现在需要什么？

艾玛：我的胸部和喉咙里有东西。

我把手放在她的背后，刚好在她心脏的上方，将另一只手放在她胸前，
在我的两只手之间有胸骨柄、食管、肺上叶和胸椎，它们形成一条能量线。
我能感觉到该区域组织能量的冻结：骨骼缺乏振动，肌肉僵硬，肺上叶没有
呼吸。我的手沿着她的脊椎移动，在她的肩胛骨之间，有一个坚硬的打结的
区域。我支撑起那片区域，她告诉我她有了一阵一阵的恐惧，与此同时，该
区域开始软化。当恐惧感过去时，她开始自发地缓慢而均匀地呼吸。

艾玛：我从没放松过，我从出生以来就很恐惧，没有人安慰我，我
一直如此。直到躺在这个按摩床上的几分钟前，我只有恐惧。

在接下来的治疗中，艾玛继续吐露她的恐惧，我稳稳地握住她的手，她可以忍受更用力的触碰，我将她身体的不同区域和各器官（肚脐、太阳穴、胃、肝脏、消化道）夹在我的两手之间，而且她能允许我更长时间地触摸她的心脏部位了。她允许自己享受被照顾的感觉，这种感觉基本上"喂养"了她的神经系统。在这个心身协调的过程中，我们将注意力集中在她的肚脐上，特别注意这个胎儿的"嘴"，即原始子宫喂养的通道。我们下次见面时，她说了一番话。

> 艾玛：嗯，上次治疗非常有用……就是你用手托住我肚脐的时候。我很难用语言来形容，在我回到家的时候，我想用语言来解释这种感觉。我想到了这个词，"权利"。就这样被托着，像三明治一样被夹在你的双手之间，这让我知道我到底在哪里，以及我是什么形状的。在你的双手之间，我可以感觉到自己了。就像我过去那样，而且我有权利存在。这让我想起你几个月前谈到过的，关于存在的事情。在大多数里时间里，我不觉得自己是存在的，而且我讨厌和别人在一起，因为我觉得自己像个大骗子，但现在我真的明白了存在是什么感觉。语言没法形容这是一种多么大的解脱。

回归

我现在觉得我们有足够的共识和信任，可以直接关注她解离的倾向。

> 艾玛：……当我离开我身体的时候……
>
> 艾琳：离开你的身体……你是怎么做到的？
>
> 艾玛：我感到自己收紧、升起来……（指向她头顶上方右侧约 3 英尺的地方）。

艾琳：如果我理解的没错，你会飘到你头顶的右侧。

艾玛：（停下来，看起来很惊讶）……你是对的！我感觉我就在那里……（更具体地指向她头顶上方的区域）当我在那里的时候，我的脸冻结在一种虚假的表情中……好像我不得不假装快乐。这就是为什么触摸如此重要，它把我带回我的身体。

艾琳：你能描述一下你是怎么做到的吗？你是怎么回到你的身体里的？

艾玛：通常，我会回到我的身体，然后立刻被弹出来、拉出来……（指着她的身体，然后指着她的头顶）……我一遍又一遍地这样做，直到最后我终于停留在自己的身体里了。在身体里感觉很好，真是一种解脱。这么多年来，我都觉得自己疯了，我以前不知道自己不在自己的身体里。这就是为什么这个突破发生时我如此难过的原因。我想这是个机会，让我找到我的路，我迷路了。我迷路了，再也找不到了。在每次治疗结束后，我很好的感觉可以坚持一两天，然后我又会失去这种感觉，但我失去它的时候并不那么害怕了，因为我知道我能再次找到它。

知道了她通过头部的右上方离开她的身体，所以我在每次治疗中都会抱着她的头。她的颅骶骨有节律的向右牵拉，她形容自己头部和脸部的右侧比左侧"大"。我们做了实验，发现把我的手放在她的头骨上，在右边稍微下压一下，就能加速她"回来"的过程。当她回来的时候，颅骨恢复了对称。

连接

她对依恋关系的困惑是我们在"连接中断"事件之前就提到过的，现在我们来回顾一下。

> 艾玛：你知道，在电话事件发生之前，我就开始有了这种感觉……关于依恋的感觉……关于不知道什么是对的，什么是错的。我真的很困惑。当我试图去靠近他人的时候，我会被推开。他们说我太黏人了。如果我让自己感觉很依恋你，我就觉得我做错了。我不想成为一个黏人的人，所以我不断地把自己拉回来。

> 艾琳：很多时候，当你觉得和我在一起很舒服的时候，我就会看到喜悦在你的眼睛里闪烁，你的内心就会充满活力。它非常强大。

> 艾玛：我现在感到很难过。我被打击了很多次。我的父母总是说，"你太敏感了"和"你为什么这么'玻璃心'"。他们是对的，我真的太"玻璃心"了。我希望我不是这样的。

> 艾琳：我注意到，当你的感觉出现时，你的感情很深，很有热情。这既是天赋，也是诅咒。深刻的感受是一件好事，但是管理好从强烈的感受中产生的巨大能量是一个挑战。

> 艾玛：有时候，我不知道当我来这里的时候该做什么。我很高兴能来，但是我不知道怎么和你产生连接，所以最近我一直在和你说话……否则我就会太紧张。

> 艾琳：是的，我注意到你一直在说你这周发生的事情。当你告诉我这些的时候你的体验是什么？

> 艾玛：我觉得自己蜷缩起来了，很害怕。

艾玛把身子缩成一团，向我展示她的感觉，她把双腿靠近腹部，用胳膊搂住身体。这是一个熟悉的姿势，但它的性质却有所不同：对我来说，艾玛并没有那么"幼小"。

艾玛：似乎我希望自己生活在一个茧里，受到保护。

是"茧"，而不是摇篮或鸟巢。我给了她一条厚重的毯子，她用它盖住了自己。我像往常一样坐在地板上，手轻轻地放在她的脚上。她闭上眼睛哭了起来。

艾玛：我不知道为什么，眼泪就流出来了。我又伤心了。所有这些年的孤独……让我想哭。

她的眼泪很温柔，我感觉到她内心的柔软。即使在她感到悲伤的时候，她想要封闭自己的欲望也被想要保持开放的欲望所抵消了。我们允许就这样去体验悲伤。

成长

上述治疗过程历经约 20 个月，每周两次会谈。艾玛一直在兴奋与绝望、连接与远离、扩张与收缩、稳定与不稳定的情绪调节状态之间反复。在具有扩张状态的一天，她会说下面这样的话。

艾玛：我觉得在我胸部，在胸骨下有一种向上的、饱满温暖的感觉，曾经那里只有痛苦，这真的不一样。

另一天，她可能会进入收缩状态，再次陷入对生命和人的恐惧中。

艾玛：我又迷失了，昨天我都没起床……我仍然不喜欢人，尽管我说我不喜欢人，但我仍然渴望与人接触。

艾玛经常指出一个事实，即我们有限的治疗时间不足以弥补她的缺陷，她仍渴望有一个避风港，让她可以沉浸在滋养环境中，那不是诊所、医院、修行中心或休养中心，而是一个特殊场所，那里可以随时获得滋养的资源。

我提醒她，既然她可以想象，那么这个滋养场所可以是一种内部资源，就在她身体里面。

总之，在磕磕碰碰的过程中，艾玛持续成长。

艾玛：我不再是个孩子了。我现在在读各种书籍，而且我真的很享受，阅读以一个全新的方式激发了我的大脑，我在读书的时候，我的大脑像在画图一样，我以前从未这样过。

艾琳：既然你不再是个孩子了，那你多大了？

艾玛：我大概 5 岁了。

讨论

为艾玛的基本的非言语体验创造一种叙述是一趟多层次的发展之旅。她需要学习如何观察，与她的内部体验同处于当下，并发展出一种语言来描述它。正如她所做的那样，她如下的能力在不断提升：在没有恐惧的情况下接纳消极的情绪，在没有过度刺激的情况下产生积极的情绪，面对失望而不崩溃，回忆过去而不混淆过去和当下。

在艾玛的治疗中连接生存方式所致的症状

在艾玛身上持续存在而未被满足的愿望是对连接的深切渴望，但是连接的想法引起了她对生存的恐惧。她建立连接的能力经历了"希望 – 扩张"（hope-expansion）和"绝望 – 收缩"（despair-contraction）的循环。她经历了多种状态的转变，不断地在碎片化到整合，麻木到充满活力，混乱到功能和谐的状态中循环，在这些循环中可以清晰地观察到连接生存方式的不同要素：

- 终生的退缩和孤立的模式；
- 尴尬的社交互动；

- 对生命和人的恐惧；

- 通过缩小和限制她的生命来控制过度的刺激；

- 感觉自己是异类或是非人类；

- 期待连接的同时预期被拒绝；

- 对她的症状感到羞耻；

- 对他人敏感细腻，但常常为此感到痛苦；

- 产后创伤、早期忽视和情绪虐待的后遗症；

- 感觉 – 运动紊乱；

- 内在空虚的体验。

在艾玛的治疗中所应用的 NARM 原理、工具和技术

虽然神经情感接触在与艾玛的工作中是一个特别重要的因素，但 NARM 的所有原则、工具和技术都发挥了作用。为了促进自我调节和内部组织的新策略，我使用了以下 NARM 原则让艾玛参与到一个培养她积极的自我意识、减少过度激活、激发未发展的冲动和鼓励新的神经连接的过程：

- 治疗师的情绪真实性；

- 非病理化的方法；

- 治疗师的自我表露，使来访者的体验正常化并为她的体验提供支持性的资源；

- 时刻保持正念，分享情绪和生理过程；

- 自下而上和自上而下地工作；

- 学会追踪感觉；

- 为身体的非言语体验寻找语言；

- 跟踪连接和中断的循环；

- 心理教育；

- 支持成熟的意识，避免退行；

- 对关于自我、世界和治疗过程的固定信念进行工作；

- 否定基于羞耻的认同和基于骄傲的反认同；

- 重新讨论羞耻的体验；

- 对未分化的自我意识进行工作，支持分离／个体化过程；

- 帮助发展清晰的能量边界；

- 利用神经情感接触获得感觉，支持依恋；

- 利用神经情感接触治疗解离；

- 主动修复失去的连接，解决重新连接的困难；

- 处理扩张和收缩循环；

- 避免过度退行，支持必要的悲伤；

- 整合攻击性，自我表达，分离／个体化；

- 将治疗互动调节融入自我调节的能力。

从感觉感知到感觉自我

根据创造这个术语的尤金·戈德林（Eugene Gendlin）博士的说法，"感觉感知"出现在心理和生理的交叉点上，使我们能够"从身体体验中形成意义"[一]。它在自上向下和自下向上的过程的交叉点上变得为人所知，对感觉感知的觉察将我们对身体反应与情绪反应的意识同想法融合在一起。这种集合体验的每个部分都来自不同的存在秩序，使我们的内心世界变得有意义。感觉感知不仅仅是一种内心体验，也不仅仅是一种身体意识，它是以下部分的集合：（1）身体的直接感觉，对内部和外部世界的情绪反应；（2）大脑对感官所收集的信息的关注和综合；（3）这些体验渠道之间的一致性水平，以及这些体验整合形成的一种对特定存在状态、情境、问题的意识。在身体层面上，获得感觉感知是去追溯身体体验中隐含的知识和智慧；在心理

[一] Eugene Gendlin, *Focusing*, 1981.

层面上，它是一个培养坚持、集中注意力的能力的过程，能够支持放松的、非判断性的意识，从而使得心理和生理的内部过程就都能够被真正听到、被照料。准确评估身体和心灵之间的信号是否一致或脱节的能力，对于安抚内心的混乱和理解内在世界至关重要。

感觉感知通常不是"就在那里"：它是在我们时刻关注自己的内在体验时所形成的。当感觉感知出现和形成时，我们发现我们无形的身体状态会从我们意识边缘的无声存在变成我们意识地图上的生动存在。我们越注重感知我们的感觉——皮肤敏感度、身体温度、无意识的和有意识的肌肉收缩、器官的振动、身体姿势等——我们对内心情感体验的认识就越生动。感觉的质量（sensory qualities）根据身体的流动性而呈现，就像自由联想一样，当思想浮现在心灵的表面时，就被注意到了。通过找到语言来描述我们从感官中获得的信息，如脉动、运动、纹理、颜色或温度的特点，非言语体验也被带入了语言的叙述。然后，感觉的属性可以被分享和处理，它们隐含的信息也可以被转换成明确的个人含义。通过这种方式，从生物领域而来的新的意识又会回到身体，加强了身心之间的联系。

艾玛从来没有学会注意感觉感知变化的节奏和振动，也没有学会为它们命名，感觉感知是神经系统的语言，也是自我形成的基础。安东尼奥·达马西奥（Antonio Damasio）博士说，发展新的词汇以便在更大程度上区分自我的身体意识，是建立整个意识结构的基础。⊖当艾玛找到准确的语言，客观地描述她的感觉体验时，并没有退行、解释或轻率地赋予意义，她身体的自我感觉以自己的方式被镜映、确认和接纳。当她正念地提高她的感觉注意能力，并用语言连接感觉和认知时，她对内部世界的主体性提高了。

伦理考虑

在艾玛的治疗过程中，触摸成了必不可少的元素。当使用触摸作为治

⊖　Antonio Damasio, *The Feeling of What Happens*, 1999.

疗干预时，有一些重要的注意事项需要记住。不是所有来访者都会对触摸做出积极回应，触摸也不适合用在每个人身上。我们必须意识到，触摸是一种复杂的、深受文化习俗影响的、性别敏感的和内隐着权力的游戏。它有时会引发深层的情绪体验，很快就会变得过于激烈。因此，心理治疗师在使用触摸作为治疗干预前必须接受触摸治疗的培训。

围绕触摸治疗的伦理恐惧、禁止，甚至禁忌都揭示了人们对触摸作为一种重要的隐性治疗语言缺乏全面的认识。事实上，我们中很少有人被触摸过。我们对触摸作为一种治疗方式的恐惧，说明了许多人都体验过触摸功能的普遍失调。这说明身体虐待和性虐待这两种功能失调的接触给许多人造成了难以言喻的痛苦。对触摸的恐惧也反映了由于我们生活中缺少爱的触摸而留下的深深的渴望和失望。对于像艾玛这样的来访者，她需要修复体验来重新处理早期创伤和忽视的影响，以及由此产生的解离反应。可以这样说，对触摸的回避再次激活了她在婴儿时期所经历的最初的连接缺失。从这个角度来看，触摸的使用可以极大地扩展我们心理治疗的视野，并增加其有效性，触摸也许是关键的临床修复干预形式，特别是针对早期发展性和关系性创伤的问题。

修复关系的模式

神经情感接触是一种感官对话，一种在最深层的生物学层面上的身体本身的语言，这种语言将大脑作为一个积极的伙伴。我通过将注意力放在艾玛身体的特定层面上（皮肤、结缔组织、肌肉、神经系统），通过遵循已有的节奏和能量通路，发展新的力量通路，我可以与艾玛进入协调状态，并帮助她定义她的感觉体验。当艾玛学会了体验她的内脏－情感体验时，接触帮助她保持了对内部感受的关注（身体热量、无意和随意的肌肉收缩、器官振动、皮肤敏感性），并将意识带到这些无形的，通常也是无意识的内部活动中。

　　我特别提到了艾玛在最基本的层面上从未被人认识或理解的方式，我的目的是在她开始接触和信任她的体验时，去滋养她，支持她。在正念的、滋养的存在和触摸中的无条件接纳，到达了那些受创伤的层面，包括忽视、无存在感、无价值和麻木，并确认了自我的基础，这种自我的基础就是身体的锚定点。我对她的呼吸节奏、内心感觉和动作的协调，增强了她与自己，以及与我保持连接的能力，使她能够适应自己的需要，调节自己强烈的情绪。通过对接触的直接容纳，艾玛可以越来越多地感受到并处在她自己的身体和心灵中，并在她的感官体验中找到解脱。她不断增长的正念能力支持她生活在一个从未欢迎过她的、痛苦的世界里。

第12章

治疗生命力的扭曲

一种系统性的方法

在 NARM 中，我们把对生命力及其歪曲的正念意识作为治疗和成长的方向。图 12-1 为 NARM 的心理生物学方法提供了原则，并为提高个体的连接和生命力提供了指南。

在"神经情感关系模型简介"和第一部分，我们介绍了生命力在适应发展性创伤和环境失败的过程中是如何逐渐扭曲的。在第 10 章，我们讲述了关于 NARM 的原则、工具和技术的临床理解，并将其应用于治疗工作中。在这一章中，我专注于追踪生命力，请从上到下地参阅图 12-1（从症状最多的副交感神经紊乱，到交感神经支配的症状，最终到核心表达和健康）。图 12-1 最初在"神经情感关系模型简介"部分出现过（见表 I-2），这里又重复了一次，因为这章我们会自上而下地关注重建连接和治疗扭曲的过程。

发展性创伤和休克性创伤

治疗发展性创伤和休克性创伤的工作相反，需要完全不同，但有一定交叉的技术。从表面上来看，经历过休克性创伤的人会表现得和挣扎于发展性创伤的人类似。两类人都会有焦虑、抑郁、解离、自我隔离和躯体化症状。然而，处理发展性创伤的过程与处理休克性创伤的工作很不同。

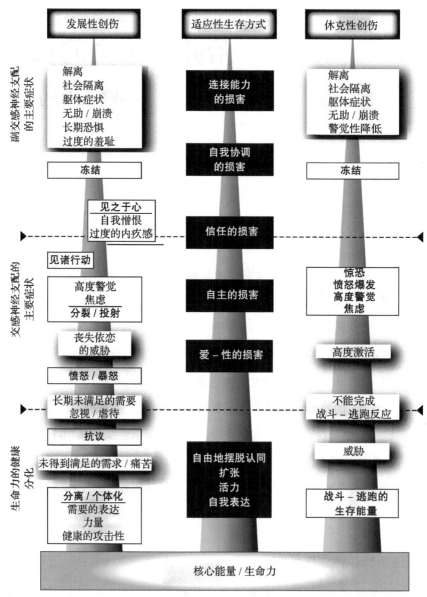

图 12-1　生命力的扭曲

为了理解本章中所描述的治疗过程，请自上而下地阅读本图。

在休克性创伤的案例中，我们主要自下而上地工作，聚焦于战斗－逃跑反应的完成过程，这被称为"生物完成"。随着来访者体验到"生物完成"，以及"战斗－逃跑"生存能量的整合，他们的焦虑会降低，神经系统会被重新调节，自主神经功能紊乱的症状就减少了。来访者经常说"我感觉我又活过来了"，也就如沿着图表自上而下的创伤性休克的分支所见，这些来访者成功地从冻结、恐惧、无助，到完成"战斗－逃跑"反应，最后与他们自身的核心能量和生命力再度连接。

从临床实践的角度来看，区分休克性创伤和发展性／关系性创伤很重要，但是需要注意的是，成年人遭受休克性创伤会使早期的发展性创伤浮现出来。想要不去处理发展性创伤的问题就能够简单地解决休克性创伤是不太可能的。因此，休克性创伤和发展性创伤常常需要同时处理。

对于症状主要来源于发展性／关系性创伤的人来说，需要一个新的治疗模式。创伤的起源、原因和治疗相当的复杂。在发展性创伤的案例，个体尽管重新整合了生存能量，但他们面临的问题也不仅局限于完成更多的"战斗－逃跑"反应，他们还在与内心冲突不断地斗争。在治疗发展性创伤时，NARM 同时对自上而下和自下而上的动力开展工作，这是治疗过程的基础。自上而下，我们解决认同扭曲，即来源于基于羞耻的认同和基于骄傲的反认同。自下而上，我们处理神经系统紊乱。我们不断地注意痛苦循环中自上而下和自下而上的动力间的相互作用（见图 I-4）。正如痛苦循环中所描述的，当存在发展性创伤时，我们将环境的失调整合进自下而上的调节紊乱和自上而下的认同扭曲的过程中。NARM 的发展性工作面向来访者的认知、情绪和感觉的世界，解决神经系统紊乱和认同扭曲，以及两者之间的相互作用。

发展性创伤和生命力

当处理发展性创伤时，NARM 方法的目标是帮助来访者连接和激活他们的最初的核心表达，以此来恢复他们生命和活力。为了阐明针对环境失调和发展性／关系性创伤所扭曲的生命力所做的工作，我们将回顾保罗的治疗进程。他的案例揭示了许多具有连接生存方式来访者的经历。尽管图 12-1 和所有生存方式相关，我们还是选择了经历了最早期的发展性／关系性创伤的连接生存方式的来访者，他们生命力的扭曲最严重，症状最典型。根据保罗的案例，我们能够回顾从图 12-1 的顶部到底部整合核心表达与活力的治疗过程，治疗过程分为三个阶段：（1）副交感神经支配的症状；（2）交感神经支配的症状；（3）健康的连接与再调节。为了澄清和阐明怎样对生命力开展工作，从治疗最扭曲的症状到支持核心表达，我们压缩了保罗的长程治疗的发展过程。这一章的焦点是生命力的表达和扭曲，较少关注第 10 章中呈现的治疗技巧。

保罗有很多症状。在治疗早期，他描述的主要症状本质上是由副交感神经支配的。他对自己的描述是孤独、隔离，并且因为不能维持亲密关系而强烈地批判自己。此外，他还有许多躯体症状，包括胃痛、各种肌肉疼痛和环境过敏。他常感到恐惧和周期性的抑郁。当我（拉里）刚开始认识他的时候就知道，他的解离症状相当严重，几乎没有能力去体验情绪或者身体。

修通副交感神经支配的症状

我通过打断保罗的理智化倾向并邀请他关注此刻的体验开始处理他的解离：

"当你谈论现在的生活时，你在自己的体验中注意到了什么？"

最初，我想了解保罗进入自己内在世界（包括感觉和情绪）的能力。处在这个治疗节点的保罗，不能直接地知道自己的冻结、紊乱和连接中断的程度。他只知道自己有很多症状而且很痛苦。解离的副交感神经反应是由潜在的交感神经高度兴奋所驱动的。保罗的高度兴奋一定程度上来源于自下而上的过程，很可能起源于他的早产和在保育箱中那一个月的不充分的身体抚触。除了早期创伤，他的父母都不能与他的需要协调，有时还虐待他。父亲在身体和情感上虐待他，母亲非常焦虑，在情感上具有侵略性。

在我关注保罗进入自己内心世界能力的同时，我也在注意他和我建立连接的能力。随着他对自己内在体验觉知的发展，他与我的相处越来越舒适，从神经系统层面来说，他的腹侧迷走神经和社会参与系统慢慢恢复了功能，帮助他走出解离，也给了他更多有效地控制交感神经高度兴奋的可能，而不是采用解离和社会隔离的方式。

见之于心

未整合的攻击性可以通过"见之于心"施加于自己或者通过"见诸行动"施加于他人。见之于心包括把攻击性转向自身。在图 12-1 中，我们把这种动力放在副交感神经和交感神经症状的转换区域，因为攻击性本身是交感神经支配的，但当它转向自身的时候，就导致了副交感神经的症状。

在保罗重新整合生命力的历程中，他的表现遵循了来访者非常常见的模式，把他们的攻击性见之于心、转向他们自己，导致了无助和绝望的感觉。在治疗的这个时间点中，保罗不知道自己是愤怒的，除了知道自己对自己生气，或者有一个模糊的、笼统的感觉，即他感觉痛苦并且"憎恨这个世界"。参阅图 12-1 中扭曲的顺序，保罗将未知的愤怒体验为自我憎恨，这是攻击性早期分裂的结果，这种攻击性转入了内部，并且强化了神经系统紊乱。尽管我很清楚保罗非常愤怒，但是我从来不会催促他去感受愤怒。相反，我探索他对于愤怒的恐惧，先是对别人愤怒的恐惧，然后是对他自己的。

和保罗一起工作时，我使用了图 12-2 中的练习方法探究他和愤怒的关系，包括他自己的愤怒和别人的愤怒。他一开始的反应是："什么愤怒？"

和许多经历过关系性创伤的人一样，保罗意识不到他自己的愤怒，也害怕别人的愤怒。

探索你和愤怒的关系

你是倾向于对自己发怒还是对别人发怒？

如果你很容易感到愤怒，这种情况下，很可能愤怒是一种默认的情绪，当你自动、默认地进入愤怒状态的时候探索一下"什么是你真正的感觉"会很有用。

如果你自我批评、自我评价、自我憎恨，那么你是在把愤怒转向你自己。如果这是你的模式，那么毫无疑问你对愤怒有许多恐惧。有一个练习可能会对你有用，那就是尽可能多地写下你对于愤怒的恐惧，写下为什么表达愤怒是不安全的。

如果你对内心的愤怒有很强的抑制，试试看你能否找到一个情形，即你一反常态地表达反抗，并且取得了积极的结果。

探索你原生家庭与愤怒的关系。在有些家庭中，没有人被允许表达愤怒，或者每一个人都一直在愤怒。在另一些家庭中，只有父母一方或者父母双方可以愤怒，而孩子不可以。

图 12-2　探索个人和愤怒关系的练习

分裂

对于保罗来说，作为一个经历过虐待和忽视的孩子，对于针对父母的生气和暴怒，他的原初反应是深切的威胁感。对他深爱和完全依赖的父母感到生气和暴怒太可怕了。保罗不能够忍受对父母的负面情绪，他试图将自己的负面情绪分离成一个"坏的自我"来容纳他视作危险的攻击性，以此来保护自己和父母之间的依恋关系和爱。这是一个恶性循环：早期的环境失调自然会引发攻击性的情绪，而这种情绪反过来又会因为太危险而无法被感知，最终导致分裂，而这种分裂的攻击性是越来越多的紊乱和痛苦的根源。分裂危险情绪的能力，尤其对于儿童来说，是一种挽救生命的机制。分裂是一种导致副交感神经症状的解离过程，这些症状就像我们在保罗的案例中所见的自我憎恨、冻结和解离。

保罗的父亲是个暴怒狂，他在情感和身体上的虐待行为强化了儿子的分裂。保罗最终对他持续终生的"坏"的感觉有了洞察：

> "因为我可以感觉到我内在的坏，所以我有更多的控制力。
> 我可以找出变'好'的办法，然后不再受伤。"

对于保罗来说，变得愤怒意味着像他的父亲，因此愤怒是"坏"的。分裂他的愤怒和暴怒加强了无力感，但也意味着他不像自己的父亲，因此是"好"的。这通常是那些在早期关系性创伤或虐待中长大的人为他们自己做的妥协：为了保护和父母的依恋关系，他们放弃了自我的一部分。

分裂会根据不同的环境呈现出不同的形式，但有一些共同的部分：感到侵略、愤怒、暴怒是"坏"的，而无力和温和是"好"的。他们倾向于把分裂出的愤怒投射到别人身上，并且对他们的攻击性感到害怕。这个常见过程的最终结果是保罗想象别人会批判和拒绝他，这在很大程度上是不真实的。保罗的"坏"自我成为他憎恨的客体。保罗憎恨他自己的需要、感觉，以及诸多的症状，最终甚至憎恨自己的存在。通过分裂和转变他负性情绪的方向，他保护了对父母的爱，但在自我感觉、社会参与能力、活力等方面也付出了巨大的代价。当他的攻击性被分裂后，他的活力和力量也就被分裂了，他和核心生命力的连接也减弱了。

分裂不能简单地从神经系统层面、"内在儿童"或者儿童意识的角度去解决。与处理对陌生人的不完全的对抗反应不同，当有关系性创伤的时候，儿童会发展许多内在的抑制去控制他们对父母的愤怒，以此来保护依恋关系和对父母的爱。因为只有成人的意识才能同时包含爱和恨、温和和愤怒，我在治疗中的恰当时机向保罗的"内在成人"解释了分裂的动力。每当他重新陷入自我憎恨和拒绝的模式时，我就会回归此时的理解，以此作为参考。保罗和其他很多人一样，遇到了一个意想不到的副作用，随着他分裂问题的解决，接受并整合了他的攻击性，他长期的恐惧大大减少了。被否认和拒绝接受的攻击性和愤怒往往是长期恐惧重要的隐藏来源。通常来说，处理慢性焦虑的时候，寻找分裂的愤怒是有用的。在通向重新连接核心表达和生命力的旅程中，焦虑和愤怒最终会转化为健康的自我表达、力量和分离／个体化的能力。

依恋丧失的威胁

如上所述，受虐待和忽视的儿童需要保持他们依恋系统的完整，这助长了分裂。孩子用分裂来应对他们和父母间的经历，他们的父母有时会爱他们，而他们完全依赖他们的父母，也是同样的父母在操纵、忽视、虐待他们。分裂来源于孩子会尽可能地保持和父母间的依恋关系的生理必然性。

对于保罗来说，我们很容易识别他对于父亲在生理和精神上虐待的愤怒。但对于母亲的纠缠、长期焦虑和侵犯性的愤怒的识别就没那么容易了。在治疗早期，他就能够识别并开始整合对他父亲的愤怒，但直到后来他才能够识别并承认对母亲的愤怒。在他的心中，她是一个好母亲，当他知道他对母亲愤怒的时候，他感到内疚，然后又害怕失去与母亲亲密连接的感觉。孩子走向个体化的每一步最终都是心理上远离父母的一步。不幸的是，保罗的母亲把他朝向个体化发展的健康动力体验为对她的遗弃。由于情绪不够成熟，她暗中阻挠和威胁他，而不是支持他的自主发展。

我们可以推测，保罗的一些长期以来的顺从来源于早期的保育箱的经历。保罗在试图建立他的自主性时，特别是相对于母亲的自主性，引起了母亲的遗弃反应，这也是真实的，他后来才逐渐理解这一点。她用恐惧和内疚把保罗束缚起来。她会用语言或者用暗示来威胁他："好的，你可以自己离开，但是你回来的时候我可能就不在这里了。"

因为保罗早年时候的反抗如此失败，所以他作为一个成年人也很难坚持自己的立场。这就意味着，他的同事们因为知道他不会反抗，所以常常把不愉快的任务强加给他。当他在餐馆吃到一顿糟糕的饭菜时，他无法为自己说话或者表达不愉快。在保罗的内在世界，反抗被体验为危险和无效的。他把自己缺少反抗的状态合理化为"这有什么用？又不会改变什么"。

自我憎恨

当攻击性和愤怒被分裂出来并见之于心，它们会以自我憎恨的形式转向自身。保罗充满了自我憎恨，但是从未把它从他的"自我拒绝""从未融入"，从未感觉"足够聪明"或者"值得交往"的感觉中识别出来。他一直感觉自己像个局外人，并且因此憎恨和责怪自己。保罗习惯了为很多症状而感觉羞愧、批判自己，以致他没有发现这是自我憎恨。他同样没有意识到他的自我憎恨是为了保护他与父母间的依恋关系的继发性获益。

当处理他成年意识的时候，我把自我憎恨这个主题放到更大的背景中，去解释他面对和处理早期创伤和愤怒的方式。当他的自我憎恨浮现的时候，不断地去指出它，并且去支持他变得更加包容和接纳自己是有用的。我经常指出他自我憎恨的不同表现形式，因为起初这些自我憎恨是自动化和反射性的，已经变成他认同的一部分而无法被识别出来。我帮助他去看见他自己就像所有经历过创伤、抛弃或者拒绝的孩子一样，已经发展出了一个自责的模式。帮助他去看见，当他作为一个孩子的时候，不可能体验到自己是"身处逆境的好人"，这缓解了他对自己的消极感受。他开始明白，他决不会把他常常指向自己的恶意指向任何其他人。

见诸行动

保罗最初倾向于"见之于心"，但是有一些孩子在成年后认同了分裂的"坏"和它带来的看似强大的力量，成了施虐者。在分裂问题被解决之前，最糟糕的选择就是把自己定义为受害者或加害者，或者说，猎物或捕猎者。

在这里需要提一下自恋型和边缘型的两难困境。尽管有自恋型和边缘型人格障碍的人看起来似乎很容易愤怒，但他们的愤怒是一种默认的情感，不能对分离／个体化起作用。他们见诸行动的攻击性与指向个体化的、健康的、整合的攻击性非常不同。前者使得他们和虐待／忽视他们的父母在心理上持续融合，并再现他们的模式。

挑战隔离

保罗虽然快 40 岁了，但朋友却很少，也没有持续的亲密关系。不工作的时候，他喜欢上网和玩电脑游戏。多年以来，他一直隔离自己，反射性地在社会交往中退缩。这种生活方式支持并强化了他的解离。随着时间的推移，我慢慢地鼓励保罗挑战他退缩的生活方式。当他尝试社交联系的时候，更多的交感神经兴奋的症状不可避免地出现了。起初，他变得越来越焦虑，但是随着他和自己的情绪有了更多的接触，他更多地觉察到了他曾经意识不到的愤怒。

修通交感神经支配的症状

如图 12-1 所示，当内在体验变得难以处理和无法承受的时候，冻结、解离和社会隔离是最后的策略。保罗开始看见，在他冷冰冰和玩世不恭的外表之下，是交感神经的高度兴奋，起初表现为焦虑，之后是对他父亲的虐待和母亲的侵犯的愤怒，以及他刚出生时在保育箱中的原始生存反应。保罗的焦虑表明他正在从他已知的适应性生存方式的领域转向新的未知的地方。焦虑通常是一种未被识别、不能被接纳的情绪出现的信号，特别是攻击性和愤怒出现的信号。当保罗的交感神经兴奋状态从他的抑郁和解离中释放出来的时候，他逐渐意识到了他的愤怒。他压抑怒火的时间太长了，他害怕如果他允许自己去感受愤怒，他可能会变得有破坏性。通过识别并且接纳愤怒而不是分裂愤怒、把愤怒转向自身或者投射出去，愤怒在心理层面就逐渐整合了。从生理上来说，愤怒不是通过像打枕头、尖叫这样的外显行动来整合，而是通过识别、容纳、追踪身体内愤怒的能量体验来整合。

我帮助他从愤怒本身的体验中，消除了他对愤怒的恐惧。

保罗：所有的愤怒都是可怕的，我不喜欢。

拉里：我知道你对刚开始出现的愤怒有许多害怕和评价，但我希望你能脱离自己对它的想法和反应，去注意到愤怒在你身体内的感觉。看看你是否能仅仅注意它的能量。

保罗：（长时间地停顿，注意自身的体验）……它不再像我想的那么可怕了。感觉它在我的身体里变强，并扩张开来。

拉里：你有没有其他的词来形容"强大和扩张"？

保罗：（停顿）……我感觉温暖、刺痛，还有……（用一种惊讶的声音说）巨大。

拉里："温暖、刺痛和巨大"（停顿一下）……如果你给自己更多时间去感受那种温暖、刺痛和巨大的感觉会怎样？

保罗：（长时间地停顿，露出惊讶的表情，用更大声、更深沉的声音说）……感觉很好，有些陌生，我感觉看到的世界变得更清晰了。

整合暴怒和愤怒

传统的心理动力学与 NARM 的神经生物学在修通攻击性问题上的一个不同点在于，在 NARM 中，随着神经系统被持续地调节，愤怒一直在感觉感知层面上被追踪。若没有以身体为中心的导向，攻击和愤怒的能量是很困难被整合和具体化的。愤怒及其固有的攻击性是一种身体和能量的动力，当被整合的时候具有巨大的能量。重要的是，要在任何可能的情况下，去探索驱动愤怒的内在意图。在愤怒中总是有隐藏的交流，也就是与没有恰当回应的环境的交流。解释隐藏的意图有助于帮助个人了解为了完成这些回应还需要什么。区分愤怒和指责也很重要。虽然指责常常含有愤怒的成分，但它主要是一种精神状态，最终会使人失去力量。

随着治疗进程的发展，保罗不仅能够更好地识别他的愤怒，并且还能够觉察到他在逃避愤怒的迹象。当保罗开始和他的愤怒重新连接的时候，我使用了诸如摆动法和资源化的技术去帮助他处理伴随着不能被接纳的感受和冲动的不可避免的焦虑。对于保罗来说，他具有的儿童意识视角基本可以被概括为："我的生命出现了，但遇到了一个拒绝我和有威胁的环境。我使用了作为一个孩子所有能够用上的方法，去封闭我的身体和感觉，以求生存。这太痛苦、太可怕了，而我不能去感受。如果我开始感觉到我的身体和情绪，我会无法承受。那样，我的需要和暴怒就会出现，并且有可能伤害我自己或者其他人。"

当我进一步探索保罗和他父亲的关系时，他开始意识到他有反抗父亲对他身体和情绪虐待的冲动。随着时间的推移，当保罗能够识别并且整合他对父亲的愤怒的时候，他就能够重新和他分裂出的感觉再次连接：他对他父亲的爱和认可的渴望，以及他从未感觉到被父亲所爱的悲伤和痛苦。解离、表面上的漠不关心和未解决的愤怒使他远离了与父亲连接这个未被满足的愿望。

保罗对健康的攻击性冲动的觉知日益增长，与其的连接也与日俱增，这促进了他和母亲在心理过程中的分离／个体化。他不断和健康的攻击性建立连接，并以此帮助他在自己与母亲之间设立更清晰的界限，在情绪和心理层面更加独立。当保罗的愤怒被整合的时候，他的解离也在减弱，他发现自己不仅越来越能够识别他身体和情绪上的感受，并且在总体上对人际间的连接感觉更加舒适。

整合连接破裂的悲伤

虽然图 12-1 没有呈现悲伤，但是悲伤是重新连接过程中的一个重要因素。悲伤是人类面对不可挽回的丧失的方式。保罗会为他和父亲之间从未有过的关系而悲伤，这是正常且健康的。当他变得越来越活在当下且连接感越来越强的时候，保罗为他与自己和他人连接中断的这些年的丧失而感到了短暂的悲伤。这种悲伤在重新连接的过程中是正常反应，但重要的是确保它不会导致无助和崩溃。沉浸在悲伤中，并且过度认同悲伤，会破坏重新建立连接的过程，并且会强化一种认同，即像一个无助的孩子一样需要有爱、同调的父母；相反，成年人有能力建立健康的连接。健康的悲伤可以促进重新连接，赋予我们生命力和活力，这与具有早期创伤的个体在治疗开始时呈现的冻结的、崩溃的悲痛状态形成了鲜明对比。

生命力的健康分化

最初，生命力表现为健康的攻击性。回顾一下我们之前讲过的内容，攻击性的冲动是对依恋、安全感和同调的基本需求的生物学表达。当环境不协调、没有回应或者有威胁的时候，婴儿会体验到痛苦。当环境一直没有回应的时候，婴儿的痛苦不断增加并升级为反抗。最初的抗议的目的只是婴儿单纯地想让环境回应他的需求。当婴儿的需求得不到满足的时候，婴儿会本能地以抗议来回应。如果抗议没有带来需要的反应，孩子的痛苦会升级为愤怒，最终变成暴怒。这种升级一直持续，直到需求被满足，或者直到孩子崩溃，最终放弃。在某些情况下，孩子不断升级的攻击性会引发养育者的愤怒。这种威胁的增加将会引发包括崩溃、冻结和关闭内在的本能反应。从本能层面上来讲，孩子明白继续抗议可能会有遭遇更大危险的风险。

分离 / 个体化的过程

图 12-1 中描述的生命力的能量与儿童分离 / 个体化所需要的能量来源是相同的。它是一种从生命之初就存在的能量。正是这种生命的能量推动

小鸡破壳、婴儿诞生。它是推动心理过程的生理能量。在成长过程中，正是健康的攻击性引领孩子想要自己吃饭、自己系鞋带，渐渐地去探索自己的世界。当这种健康的攻击性和自我表达因不协调、虐待和忽视而失灵的时候，它就会和恐惧、羞耻和内疚联系在一起。当这种情况发生时，分离／个体化的过程就会被打断，儿童在心理上就无法成为一个个体。

在治疗过程中取得的核心力量支持了在早期没有得到充分发展的心理个体化。没有足够的自主性，真正的亲密是不可能的，这是一个心理学公理。随着与生命力的连接越来越紧密，个体逐渐体验到自己独立于从他们的个人历史发展而来的基于羞耻和骄傲的认同，帮助他们变得更加自主，进而拥有有更强的依恋和亲密的能力。

在治疗过程中，当保罗整合了他的攻击性时，他开始在工作中、人际关系中甚至在非个人的情况下（比如在饭店吃饭时）可以更多地表达自己。随着他对健康的自我坚持感到越来越感觉舒适，他对自己不当的"见诸行动"和抗议的恐惧消失了，甚至有关危险的想法也大大减少了。保罗开始戒除他对电脑游戏的迷恋，变得不那么隔离了。在治疗接近尾声的时候，他第一次开始和一位女性有了持续的关系。

核心能量和生命力的健康整合

直到来访者了解到他们是怎样把最初环境的失调整合并固着在他们的身体、认同和行为里时，成长过程才得以完成。当我们体验到个体自主性的发展时，我们渐渐明白我们害怕被世界拒绝的事实已经发生。作为孩子，这是毁灭性的。然而对于成人来说，由于核心生命力已经被整合，在表达我们更为核心或更为真实的自我时，我们不再那么依赖环境了。

纳尔逊·曼德拉（Nelson Mandela）在1994年的就职演说中引用了玛丽安·威廉姆森（Marianne Williamson）的话，恰如其分地表达了对生命的恐惧：

"我们最深的恐惧不是我们力量不够。我们最深的恐惧是我们的力量不可估量。最让我们害怕的是我们的光明，而不是我们的黑暗。"

我们可能会惊讶地发现，以一种充实和扩张的方式生活是我们作为人类所面临的最困难的挑战之一。当与连接、协调、信任、自主和爱－性这五个核心能力建立并加强连接的时候，成长和改变就发生了。此时，认同的扭曲消失了，自我调节能力被重建了。在治疗循环中，与我们身体、情绪和生命力的连接让我们和他人更紧密地联系在一起，反过来，和他人之间的连接支持了与自己更密切的连接。这种连接一直是我们最深的渴望，现在，它已不再是我们最大的恐惧。

译 后 记

当本书的另一位译者钱丽菊医生将此书展现在我面前的时候，我立刻被其独特的新颖性和实践性所吸引，由于我在一家综合性医院（江苏省人民医院）的临床心理科工作，最常接诊的就是那些伴有躯体不适症状的心理障碍患者，本书恰好在我所从事的神经科学和心理治疗之间，用神经情感关系模型（NARM）架起了桥梁。本书中对于创伤的理解，开放地采用了基于最新的认知神经科学、依恋理论和正念治疗的技术，以探索的态度，这种自上而下（通过谈话治疗了解自我，处理与创伤相关的记忆）和自下而上（用正念的方式体验创伤所带来的伤痛）的整合治疗，使我更好地透过身体的视角来治疗心理疾病。

回顾心理治疗的发展史，最具里程碑意义的是心理学从哲学的束缚中挣脱出来的过程，在弗洛伊德的精神分析理论中仍可见笛卡儿的心身二元论的观点。近 20 年来，随着神经科学和脑科学的发展，影像技术和研究方法的革命，我们可以为人类的情感、认知、意志找到不同的脑结构和功能基础，进一步揭示了心理创伤的生理机制。现在，我们已逐渐开始从脑科学的基因、细胞、组织、器官、系统的水平开始讨论认知、情绪、移情、共情。心理治疗的另一个里程碑初露端倪。本书的作者劳伦斯·海勒博士以神经情感关系模型——一个整合的方法来治疗发展性及依恋创伤。该方法秉承活在当下的理念，以神经系统为基础，通过帮助身体获得自我调节能力，在临床上处理心理和身体之间的连接和组织，对我们潜意识的认同进行了有意识的探究。

临床上，每天都有其他科的医生给我转诊患者，他们总是做了无数的检查，但都得到了阴性的结果，他们会说："我只是身体不舒服，我没有心理问题。"这其中有些人用了一辈子的时间去否认、压抑、拒绝那些曾经的创伤所致的痛苦，将它们转化成身体的疼痛，或将其投射到他人身上。这些关系的互动在本书中开创性地以结构化的方式考量人类的核心需要（连接、协调、信任、自主、爱与性），并凝结成 5 种痛苦的生存方式。在此之中，你或多或少可以发现来访者，甚至是自己的影子。由于婴儿期、儿童期的创伤，我们为了生存，顺应环境的变化及不恰当的养育，将自己的本性隐藏起来，成为自我欺骗的大师，用各种防御方式和他人互动。我们似乎运作正常，可是仍感到自己令人无法接受的那一部分，我们感到羞耻、愤怒、压抑、憎恨、焦躁、空虚、麻木，成年后，我们不了解自己真实的感受是什么，真正的需要是什么，以及自己到底是谁。心理治疗是我们认识自我的最佳工具，所以创伤治疗的过程，很大程度上是治疗师帮助来访者了解自己、接纳自己的过程。本书对于临床心理工作的从业人员最大的启示，是关注神经生物学的导向及躯体正念的应用，虽然对于某些非医学背景的治疗师来说，在初次接触的时候可能会感到比较困难，但是当你真正理解本书第 7 章的生物学基础的内容后，你就会发现在治疗中多了一个"导航仪"。本书的第二部分中每一个技术和案例的分享，那些精彩的对话，使我仿佛身临其境，好像是有位老师在治疗室内手把手地教授治疗的艺术。

本书除了作为心理医生的工作指南，也同样适合经历了发展性创伤的人，如在成长过程中长期受到身体、情绪、语言虐待或者忽视的人。这使我想起一位早年遭受暴力的来访者，他无法安坐在椅子上，一边剧烈地晃动着身体，一边笑着告诉我："我的父亲只是希望我做得比较好而已，我做不好的时候，就拿刀划伤自己。"因此当人们回避，创伤就会发酵，并有可能代代相传，本书为这些经历过苦难的人打开了一扇了解自身的小窗口，唯有正视才有疗愈的可能。

在我翻译的过程中，女儿总是很好奇地在书房里闲逛："爸爸，你在做什么?""我在为其他的医生和父母翻译一本书,告诉他们怎样与自己的宝宝相处。""哦……"听了这话,她一溜烟地跑走了。此时,我也会想,与其他专业而晦涩的书籍相比,这本书还是一本很好的、帮助自己成为"足够好"的父母的指南。在治疗室中所听到的那些暴力、虐待、忽略、贬低、谩骂等,如果它们是创伤的种子,我希望阅读本书会让这些种子永远无法发芽。

创伤是一个不断累积变化的过程,就像在我生活的南京城,地表下面有无数战火所致的遗迹,我们修复它,一层一层地建起来,有时再挖开,再埋上,创伤的治疗过程就像重建城市所需要的岁月,也许需要很多年。神经情感关系模型就像一个地图,可以帮助我们了解地表以下的结构、管线及历史的遗迹,从而在此基础上建造新的城市。如果你来过南京,你一定会注意到那些街道两侧硕大的梧桐树,向上而立,在中间交汇成一个拱形,每到夏天,为来往的行人遮阴。我想治疗师就是这样的,像树荫一样给来往的人以庇护。遭受创伤的个体就是在这样的庇护下,利用自身的优势资源,从治疗中发现其不受家庭期望和早年环境失败所影响的成熟自体。

翻译此书的过程是个充满意义的旅程,本书的翻译和出版工作也是一个团队共同合作的结晶,感谢济宁市精神病防治院的钱丽菊医师、王中刚医师,江苏省人民医院丛晓银医师、陈文曦医师,西安市精神卫生中心薛飞医师,山东省济宁市圣泽中学许德旺老师,每一位都承担了部分的翻译的工作,没有你们的辛勤劳动,也不会在如此短的时间内完成全书翻译工作,非常感谢策划编辑与责任编辑耐心和专业的指导。感谢我的同事江苏省人民医院吴玉琴医师在翻译过程中给予的许多实际帮助。同样感谢我的来访者,允许我进入你们的世界,共同去体验你们所经历的创伤。也感谢我的太太和女儿,使我在关系中理解依恋和爱。没有你们,这本译作不会出现,谢谢。

王昊飞

2018 年 12 月 18 日